Generis
PUBLISHING

MANEJO CLÍNICO DEL HIPOCLORITO DE SODIO EN ENDODONCIA

DE LOS RIESGOS A LA PREVENCIÓN

José de Jesús Orozco Ariza

Title: **MANEJO CLÍNICO DEL HIPOCLORITO DE SODIO EN ENDODONCIA**

DE LOS RIESGOS A LA PREVENCIÓN

ISBN: 979-8-89966-080-1

Author: José de Jesús Orozco Ariza

Cover image: www.pixabay.com

Publisher: Generis Publishing
Online orders: www.generis-publishing.com
Contact email: info@generis-publishing.com

Manejo clínico del hipoclorito de sodio en endodoncia: de los riesgos a la prevención

José de Jesús Orozco Ariza

2025

Dedicatoria

A Dios, por ser el autor y redentor de mi vida, el constructor de mis sueños y el aliento cotidiano para cumplir mis compromisos como hijo, padre, esposo, odontólogo, amigo y orientador de juventudes en el ámbito universitario.

A **Danna de Jesús**, mi amada hija, quien transformó mi existencia al enseñarme a ser padre y, en ese mismo proceso, a valorar aún más el ser hijo. En su mirada he descubierto el amor más genuino, en sus pasos inciertos he comprendido la responsabilidad de guiar, y en su abrazo encuentro la paz más profunda. Sin proponérselo, ella ha moldeado en mí la paciencia, la ternura y la firme convicción de ser mejor cada día.

A **María Isabel Ariza Jiménez**, mi madre y mi ángel eterno, la mujer que con amor y sacrificio tejió mi destino con hilos de entrega incondicional. Su voz, aún desde la distancia que impone la eternidad, sigue guiándome con sus consejos y recordándome mis raíces. Aunque la vida me privó de su ser, su esencia y su legado permanecen en cada palabra que escribo. Este libro es, en gran parte, un reflejo de sus enseñanzas, de sus noches en vela y de su lucha incansable por darme un porvenir mejor.

A **Oswaldo López Pérez**, mi padrastro, pero en el alma, mi verdadero padre. Un hombre que sin necesidad de compartir mi sangre supo brindarme amor, corregirme con sabiduría y forjar en mí los valores que me han definido como persona. Su ejemplo de esfuerzo, rectitud y nobleza sigue presente en mi vida, y cada día me esfuerzo por honrar su memoria con mis acciones.

A **Olga Esther Borja Abello**, mi amor, mi Olgui, la compañera de vida, la mujer que ha sido mi refugio en las tormentas y mi alegría en los momentos de triunfo. En su paciencia encuentro serenidad, en su amor hallo mi hogar y en su inquebrantable apoyo confirmo que los sueños se vuelven más significativos cuando se comparten con alguien que camina a tu lado sin dudar. Gracias por ser mi sostén cuando tambaleo y por celebrar conmigo cada logro, grande o pequeño.

A **José de Jesús Orozco Cervantes**, mi padre biológico, quien, sin haberme sostenido en sus brazos, ya sabía que mi destino estaría ligado a la academia. Sus palabras, quizás una premonición o simplemente un deseo profundo, se han convertido en realidad. Hoy, al mirar mi camino recorrido, comprendo que su confianza en mí no fue en vano.

A **mis colegas docentes y alumnos**, quienes sin darse cuenta han sido mi mayor fuente de inspiración. Cada pregunta formulada, cada inquietud compartida y cada expresión de asombro en el aula han sido el motor que impulsa mi vocación. Ustedes me enseñan, día a día, que la educación no es solo transferir conocimientos, sino encender la chispa del aprendizaje y la curiosidad.

A la **Universidad de Cartagena**, institución que me acogió primero como estudiante, luego como docente y, finalmente, como un hijo que ha dedicado su vida a la enseñanza. En sus pasillos he crecido, en sus aulas he recibido y transmitido conocimientos, y en su historia he dejado mi huella con infinita gratitud. Más que un nombre en mi trayectoria, esta universidad es parte de mi identidad, mi hogar académico y el escenario donde mis aspiraciones han tomado forma.

A **San Estanislao de Kostka**, mi tierra natal, el lugar donde mi historia comenzó. En sus calles de polvo y sueños di mis primeros pasos, en sus noches estrelladas imaginé un futuro más allá del horizonte y entre su gente aprendí el valor del esfuerzo y la humildad. Siempre llevaré con orgullo la esencia de este terruño que me formó con disciplina y amor.

A todos ellos, quienes me han amado, guiado, inspirado y confiado en mí. Este libro es para ustedes, porque sin ustedes, no sería quien soy.

Índice de siglas

Sigla	Significado
FDA	Administración de Alimentos y Medicamentos de los Estados Unidos
AEMPS	Agencia Española de Medicamentos y Productos Sanitarios
EMA	Agencia Europea de Medicamentos
AAE	Asociación Americana de Endodoncistas
ADA	Asociación Dental Americana
ADM	Asociación Dental Mexicana
CDC	Centros para el Control y la Prevención de Enfermedades
CED	Consejo de Dentistas Europeos
MinSalud	Ministerio de Salud y Protección Social de Colombia
NIOSH	Instituto Nacional para la Seguridad y Salud Ocupacional
OMS	Organización Mundial de la Salud
RAM	Reacciones adversas a medicamentos
UE	Unión Europea
ESE	Sociedad Europea de Endodoncia

Índice de abreviaturas

Abreviatura	Significado
EE. UU.	Estados Unidos
IgE	inmunoglobulina E
IgG	inmunoglobulina G
IgM	inmunoglobulina M
MMP	metaloproteinasas
mg	miligramos
ml	mililitros
mm	milímetros
ppm	partes por millón
pH	potencial de hidrógeno

Índice de fórmulas

Fórmula	**Significado**
$HClO$	Ácido hipocloroso
OH^-	Hidróxido
$NaOH$	Hidróxido de sodio
$NaClO$	Hipoclorito de sodio
ClO^-	Ion hipoclorito
NTC	N-clorotaurina

Índice de figuras

Índice de tablas

Sobre el autor

Nacido en San Estanislao de Kostka, Bolívar, Colombia. Odontólogo, Universidad Metropolitana de Barranquilla. Docente investigador, Universidad de Cartagena, vinculado al grupo de investigación GISPOUC, categoría A, código COL0099704. Especialista en Estomatología y Cirugía Oral, y Magíster en Educación, Universidad de Cartagena.

Su carrera docente comenzó en agosto de 1997, cuando se incorporó como profesor en el Programa de Auxiliares de Higiene Oral de la Facultad de Odontología de la Universidad de Cartagena. En 2002, amplió su labor docente al posgrado de Estomatología y Cirugía Oral y, más adelante, a las especialidades de Odontopediatría y Endodoncia de esa misma institución.

A lo largo de su trayectoria académica, el doctor José de Jesús Orozco Ariza ha impartido cátedras como Farmacología Básica, Semiología y Diagnóstico, Medicina Oral e Interna, Anestesia y Cirugía, Clínica de Cirugía I y II, Clínica de Semiología II, Clínica del Adulto I y II, Clínica Hospitalaria I y II, Clínica del Adulto Especial y Clínica de Urgencias en la Facultad de Odontología de la Universidad de Cartagena.

Su compromiso con la formación académica y profesional de sus estudiantes lo ha llevado a desempeñarse como ponente en congresos internacionales sobre investigaciones odontológicas, como los *General Session & Exhibition* de la Asociación Internacional para la Investigación Dental, celebrados en Barcelona, España; San Diego, California; y Seattle, Washington, Estados Unidos. Asimismo, es par evaluador en congresos regionales, nacionales e internacionales como representante de la Facultad de Odontología de la Universidad de Cartagena.

En 2022, fue honrado con la Distinción al Mérito Académico en Exaltación Docente, otorgada por profesores y estudiantes de la Facultad de Odontología de la Universidad de Cartagena como reconocimiento a su entrega, liderazgo y compromiso con la formación profesional. Es miembro activo de la Sociedad Odontológica de Bolívar y de la Asociación de Estomatólogos y Cirujanos de Colombia.

Autor, entre otras, de las siguientes obras publicadas: *Neurofibromatosis tipo 1 (NF1), revisión y presentación de un caso clínico con manifestaciones bucofaciales* (2005), *Multiple hyperodontia: report of a case with 17 supernumerary teeth with non syndromic association* (2009), *Sensibilidad pulpar de dientes involucrados en quistes maxilares después de la enucleación* (2010), *Lipoma en lengua: aportación de un caso* (2009), *Quiste glóbulo maxilar de localización inusual: reporte de un caso* (2009), *Formación en los preescolares de los colegios públicos y hogares infantiles comunitarios del ICBF. Estudio de casos* (2014), *Los preescolares en Colombia: una visión comparada desde la perspectiva de la academia* (2018), *Quiste residual con contenido semisólido, caso clínico* (2018), *Infiltración accidental de hipoclorito de sodio en endodoncia: diagnóstico y tratamiento* (2023).

En el campo de la administración docente, se ha desempeñado como jefe y coordinador de áreas en el Departamento de Medicina Oral y Cirugía de la Facultad de Odontología, Universidad de Cartagena. Miembro del Comité Técnico Científico de esa facultad y del Comité de Convivencia Laboral de la Universidad de Cartagena.

Como autoridad organizacional, fue gerente del Hospital Local Ana María Rodríguez, de San Estanislao de Kostka (2003-2006), secretario de salud y jefe de seguridad social del mismo municipio (2001-2002).

Como líder sociopolítico, fue edil de Cartagena de Indias (2008-2011) y concejal de San Estanislao de Kostka (1995-1997).

El doctor José de Jesús Orozco Ariza es, en resumen, un profesional colombiano destacado en la odontología como estomatólogo y cirujano oral, en la docencia universitaria y en el servicio público con amplios atributos praxiológicos en el mundo de la academia, la pedagogía y la cultura de investigación.

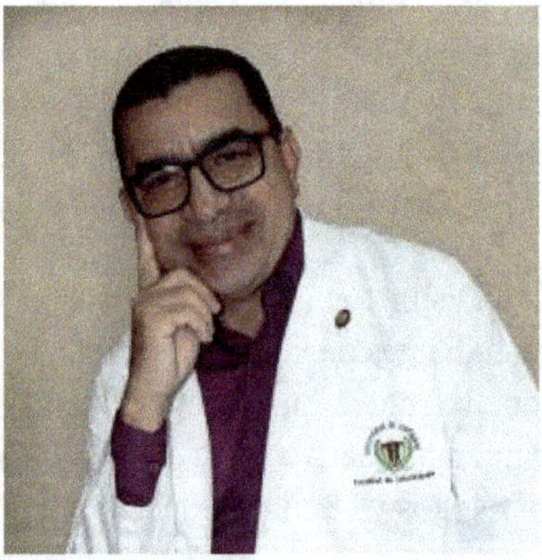

Revisión y colaboración

Rubén Darío Salas Díaz

Químico farmacéutico, Universidad de Cartagena

Especialista en Toxicología, Universidad Central de Venezuela

Doctor en Farmacología, Universidad Central de Venezuela

Docente titular, Universidad de Cartagena

Yiczy Leidy Morillo Gómez

Licenciada en Bibliotecología y Archivología, Universidad del Zulia

Coordinadora de Biblioteca de Ciencias de la Salud, Universidad de Cartagena

Jacobo Iván Ramos Manotas

Odontólogo, Universidad de Cartagena

Magíster en Endodoncia, Universidad Autónoma de San Luis Potosí

Docente titular, Universidad de Cartagena

Sofía del Rosario Barrios Pérez

Médico y cirujana, Universidad de Cartagena

Especialista en Salud Familiar, Universidad del Norte

Especialista en Auditoría y Gestión de la Calidad en Salud, Universidad de Cartagena

Docente, Facultad de Medicina, Universidad de Cartagena

Argemiro Menco Mendoza

Abogado, Universidad de Cartagena

Especialista en Didáctica del Lenguaje y la Literatura, Universidad de Cartagena

Especialista en Universitología, Universidad de Cartagena

Maestría en Conflicto Social y Cultura de Paz, Universidad de Cartagena

Docente titular, Facultad de Ciencias Humanas, Departamento de Humanidades, Universidad de Cartagena

Andrea Carolina Tordecilla Contreras

Odontóloga, Universidad de Cartagena

María Victoria Arnedo Martínez

Comunicadora social, Universidad de Cartagena

Editora de contenidos

Advertencia médica

La medicina es un área en constante evolución. Aunque deben seguirse unas precauciones de seguridad estándar, a medida que aumentan nuestros conocimientos, gracias a la investigación básica y clínica, es necesario introducir cambios en los tratamientos y en los fármacos. Se recomienda a los lectores, por consiguiente, que analicen los últimos datos aportados por los fabricantes sobre cada fármaco para comprobar la dosis recomendada, la vía y duración de la administración, así como las contraindicaciones. Es responsabilidad ineludible del médico determinar las dosis y el tratamiento más indicado para cada paciente, en función de su experiencia y del conocimiento de cada caso concreto. Ni el autor ni los editores asumen responsabilidad alguna por los daños que pudieran generarse a personas o propiedades como consecuencia del contenido de esta obra.

Contenido

Presentación

Un sustancial resultado investigativo

Por Argemiro Menco Mendoza[1]

Diversos motivos me indujeron a escribir estas palabras de presentación, referidas al libro *Manejo clínico del hipoclorito de sodio en endodoncia: de los riesgos a la prevención*, cuyo autor es el destacado odontólogo y docente universitario, el doctor José de Jesús Orozco Ariza. Primero fue la invitación que él me hizo como amigo para que fuese yo quien presentara su aporte investigativo ante la comunidad de docentes y estudiantes de odontología de la Universidad de Cartagena, y de otras universidades que también brindan este tipo de formación profesional; después, fueron las fecundas interacciones y aprendizajes compartidos: el liderazgo docente, académico y político durante más de veinte años de amistad y compañerismo en los trajines universitarios.

Los aspectos motivantes que más resalto de esta relación de amistad con el doctor Orozco es la admiración que despierta su compromiso con el fomento de la calidad de la educación en todos los niveles del sistema, su amor profundo por la docencia y la

[1] Poeta, escritor, abogado y periodista, gestor cultural y asesor pedagógico. Nació en 1948 en Piza, Sucre, Colombia. Docente investigador de la Universidad de Cartagena. Es autor de los poemarios *Secretos míos,,, (¡al arca de la luz!)* (2000), *Las sombras del asedio* (2007), *Reseñas de naufragios* (2010) y *Sigilos paralelos* (2014). Publicaciones en revistas: de Cartagena, *Caballito de Mar* (1989), *Candil* (1995), *Unicarta* (2002), *Epigrama* (2022); *Cartapacios*, Ciudad de México (1998); *El Diario de Aragua*, Maracaibo (1999); *Común Presencia*, Bogotá (2007); *Prometeo*, Festipoesía Medellín (2010). Incluido en antologías nacionales e internacionales: *50 poetas colombianos y una antología* (2010), *Colectivo de Poesía Internacional Puente de Palabras* (2019) —poetas de Colombia y de España—, *Antología cristiana* (2020), *Antología de poesía latinoamericana* (2021), *Acaso alguien camine nuestros pasos* (2019), *El canto del cóndor* (2021) —poetas colombianos traducidos al chino—. Tiene inéditos: *Romanticismo y costumbrismo en la poesía de Daniel Lemaitre*, *El papel de la escuela en la construcción de cultura de paz*, además de ensayos académicos, políticos, literarios y pedagógicos. Ha sido jurado de concursos de poesía regionales, nacionales e internacionales, así como docente ganador del primer lugar de la *1.ª Convocatoria para el reconocimiento de Prácticas Docentes Innovadoras* (2024) de la Universidad de Cartagena, en equipo con el médico neurólogo Fredy Pomares Herrera.

investigación, y su noble capacidad de trabajo constante en favor de la trasformación democrática de la sociedad colombiana.

Entre los múltiples acercamientos que mantengo con este amigo, están los diálogos de saberes que me inspiran y me esclarecen el abordaje interdisciplinario de la ciencia, el arte y el humanismo. Igualmente, el reflexionar sobre la filosofía de la ciencia, la pedagogía y pedagogía de la ciencia, la función de la universidad, problemas de la ciencia y de las artes, la tecnología y la técnica, la cultura de investigación, la innovación y la creatividad, y las repercusiones del fenómeno de la inteligencia artificial en la educación, las ciencias, las artes y en el mundo del trabajo. Estos pilares en la era de la información y del conocimiento son temáticas que, al enfocarlas, logramos coincidencias y, en ocasiones, surgen discrepancias, aunque siempre el «colegaje» y la camaradería nos fortalecen las tertulias y afianzan nuestros coloquios, porque sabemos algo de amistad, hermandad y tolerancia.

A modo de ambientación, requerida por mí —y seguramente por otros lectores, no tan imbuidos en estos temas odontológicos, rigurosos y específicos—, debo confesar que, para iniciar la preescritura, la escritura y las posescritura de este texto de presentación, fue necesario que el doctor Orozco, a través de diálogos y entrevistas, me enseñara que el campo de la odontología es tan tremendamente amplio, que compendia un universo curricular de singular complejidad, que arropa varias subespecialidades, cada una enfocada en áreas específicas de cuidado y tratamiento dental. Estas incluyen la ortodoncia, que se ocupa de corregir los dientes y maxilares mal posicionados; la periodoncia, enfocada en las enfermedades y condiciones que afectan el tejido de soporte de los dientes; la endodoncia, que trata las enfermedades de la pulpa dental; la odontopediatría, dedicada a la salud dental de los niños; la prostodoncia, que trata de la restauración y reemplazo de dientes perdidos o dañados; y la estomatología y cirugía oral y maxilofacial, que aborda problemas que requieren intervención quirúrgica, como la extracción de dientes, cirugías de los maxilares y tratamiento de lesiones faciales.

Con base en lo anterior, ¿qué puedo opinar sobre este libro? Será la enunciación de unos pensamientos discretos y sencillos. Noto que es un estudio clínico de naturaleza odontológica, donde el autor establece una fundamentación desde las ciencias básicas de la medicina, y de la odontología como rama de la medicina que se encarga de la salud bucal. El trabajo, según se puede observar en su estructura discursiva y de contenido, es un ejemplo clásico de la unidad irreductible que debe existir entre el conocimiento teórico y la ciencia aplicada. Constituye una valiosa aplicación del conocimiento específico del manejo clínico del hipoclorito de sodio en endodoncia, en los tres casos experimentales que el investigador aborda; esto es, la odontología, en tanto ciencia y sabiduría, ocupándose al unísono de prevenir, diagnosticar y tratar enfermedades y trastornos de los dientes, encías, mandíbula y cavidad bucal.

Siendo más objetivo, en términos de caracterización de la esencia de este elocuente documento, el cual me satisface comentar, pienso que se trata de un texto académico que posee perfiles didácticos, expositivos, informativos y argumentativos alrededor del manejo clínico del hipoclorito de sodio y ligado al contexto de la endodoncia. Interpreto la disertación, en su alcance general, como una inteligente expresión de investigación en el aula y en el laboratorio, por ello la reputo como una valiosa contribución de sistematización científica, académica y pedagógica destinada a incrementar la calidad de la enseñanza y del aprendizaje de los estudiantes de odontología de nuestra universidad; asimismo, la exalto como un constructo de la cultura científica y pedagógica que honra la celebración udeceísta de los doscientos años de existencia de nuestra *alma mater*: «Siempre a la altura de los tiempos».

En los análisis que este trabajo divulga, son admirables los soportes científicos y técnicos dirigidos a enriquecer el poder de la exposición y la demostración-comprobación. Conjuntamente, es de justicia ponderar el componente sociohumanístico que denota el ejercicio del respeto y la responsabilidad profesional con que el odontólogo debe actuar —con decoro— frente la dignidad y la integridad de la persona que es su paciente.

Miremos, a continuación, los amplios aportes éticos, bioéticos, deontológicos y jurídicos que enmarcan el quehacer del investigador y del odontólogo tratante en relación con los riesgos, las consecuencias adversas y los efectos colaterales que pueden desprenderse del manejo imprudente o inapropiado del hipoclorito de sodio en procesos de endodoncia. Son, en concreto, las «consideraciones médico-legales de la extrusión de hipoclorito de sodio en endodoncia: perspectiva nacional e internacional» el apartado donde figura el consentimiento informado específico para la práctica profesional, general y especializada, durante los tratamientos endodónticos.

Esta obra también informa sobre responsabilidad profesional y negligencia, seguros de responsabilidad profesional y la responsabilidad que desarrolla el Código Civil Colombiano, así como la Ley 23 de 1981, que trata sobre ética médica, y la Ley 35 de 1989, específicamente sobre la ética del odontólogo colombiano. El aspecto ético-jurídico no solo se reduce a la normatividad nacional, sino que el autor incluye las regulaciones estadounidenses, con las directrices de la Asociación Americana de Endodoncistas y la Asociación Dental Americana, de Latinoamérica y de la Unión Europea. En todas ellas se subrayan temas como responsabilidad profesional y la mala praxis, el consentimiento informado, la prevención de daños, los seguros profesionales, la cobertura de estos seguros y la defensa legal.

Finalizo estas palabras augurándole al doctor Orozco Ariza el mejor de los éxitos por su meritoria labor de pensar y escribir sobre estos delicados asuntos de la ciencia odontológica. Recibimos con gratitud el profundo legado de sus lecciones. Que Dios lo sostenga siempre con los dones de la investigación creativa y con el dominio inteligente del saber y de la ciencia que él ejerce de manera humanitaria, impoluta y excelente.

Cartagena de Indias, 30 de marzo de 2025

Prólogo

Tras leer detenidamente las líneas de esta obra, *Manejo clínico del hipoclorito de sodio en endodoncia: de los riesgos a la prevención*, del doctor José de Jesús Orozco Ariza, supe que estaba frente a un aporte cognitivo valioso, no solo para los endodoncistas, sino para toda la profesión odontológica. El autor, a quien conozco hace muchos años, primero como alumno inquieto y brillante, luego como colega comprometido; es hoy, a través de sus trabajos publicados e inéditos, un indiscutible referente académico que inspira nuestro respeto a raíz del dominio científico que él comporta en su especialidad y en el campo de sus valiosos saberes y conocimientos.

En el vasto y complejo universo de la endodoncia, donde la precisión y la asepsia son pilares fundamentales para el éxito terapéutico, el hipoclorito de sodio emerge como un protagonista indiscutible. Desde su introducción en la práctica clínica, esta solución acuosa ha revolucionado la manera en que se aborda la desinfección del sistema de conductos radiculares, convirtiéndose en el irrigante de preferencia por su potente acción antimicrobiana y su capacidad para disolver tejido orgánico. Este agente, imprescindible por su aptitud de microbicida y bactericida, también representa uno de los mayores retos clínicos cuando no se maneja con la debida prudencia. De allí la relevancia de este libro: no se limita a enunciar lo que ya se sabe, sino que profundiza en cómo evitar que lo rutinario se convierta en una aventura de complejidades peligrosas.

En el uso odontológico del hipoclorito de sodio, un aspecto crucial, pero a menudo subestimado, es la prevención y el manejo clínico de los accidentes. Este trabajo explora en detalle los factores de riesgo, las estrategias para minimizar la probabilidad de extrusión, las técnicas de irrigación segura y los protocolos de actuación inmediata ante la ocurrencia de un incidente. El objetivo es empoderar al clínico con el conocimiento y las herramientas necesarias para anticipar posibles complicaciones, actuar con eficacia ante su presentación y ofrecer la mejor atención posible al paciente afectado. La preparación y la comprensión profunda de los protocolos de manejo son la primera línea de defensa contra las consecuencias adversas de los accidentes con hipoclorito de sodio, razón por la cual esta obra aspira a ser una guía esencial en este aspecto crítico de la práctica endodóntica.

El autor construye el andamiaje de esta investigación desde la experiencia directa, esa que nace del sillón clínico, de la mirada del docente, del estudiante en situación de aprendizaje significativo, y del paciente real. Ofrece una orientación con una escritura diáfana y sin adornos, hacia una comprensión integral del uso responsable del hipoclorito, detallando no solo los factores de riesgo, como se dijo antes, sino también los protocolos clínicos, las técnicas seguras y los procedimientos inmediatos ante un accidente.

Con agudeza ética y jurídica, el presente libro aborda temas relevantes como el consentimiento informado, la documentación rigurosa y la gestión de la comunicación ante eventos adversos; dando un enfoque integral que coloca al estudiante y al profesional en ejercicio frente a su responsabilidad clínica, pero también frente a su compromiso legal y humano.

Esta obra se instituye, en su total organismo científico, como una guía esencial para quien desee aprender y ejercer una endodoncia segura, informada, ética y consciente. Me honra prologar este libro, del que estoy seguro será iluminación y referencia para muchos profesionales comprometidos con una odontología que protege, enseña y transforma.

Jacobo Iván Ramos Manotas

Odontólogo, Universidad de Cartagena

Magíster en Endodoncia, Universidad Autónoma de San Luis Potosí

Docente titular, Universidad de Cartagena

Prefacio

Durante años de ejercicio clínico y docencia universitaria, he aprendido que algunos de los errores más dolorosos no nacen de la ignorancia, sino del descuido, de la rutina mal asumida o de la falsa confianza que da la repetición sin reflexión. Este libro es el resultado de esa convicción y de un llamado humilde a detenernos a pensar y a mejorar.

A lo largo de mi carrera, he atendido varios casos remitidos por complicaciones derivadas del uso del hipoclorito de sodio, de fórmula química NaClO. Tres de ellos, que aquí presento, corresponden a mujeres que, tras procedimientos aparentemente rutinarios, desarrollaron lesiones de cuidado. El primero ocurrió por la perforación de la cámara pulpar, lo que permitió la extrusión de la solución en tejidos que no debieron ser alcanzados. El segundo, por presión periapical excesiva durante la irrigación, lo que generó una respuesta inflamatoria aguda e inmediata. El tercero, quizás el más inusual, fue causado por el uso de una cárpule, previamente vacía, en la cual se había almacenado hipoclorito en lugar de anestesia. El resultado fue una inyección accidental con síntomas comunes: dolor intenso, edema, sangrado, hematoma y equimosis.

Estas vivencias, lejos de volverse rutina, se convirtieron en una inquietud constante. ¿Estamos formando a los futuros odontólogos con plena conciencia de los riesgos que conlleva su uso? ¿Estamos aplicando protocolos preventivos suficientemente claros y sistemáticos?

Aún hoy, no olvido el primer caso clínico que conocí relacionado con esta problemática. Fue atendido por telemedicina. Una niña de apenas nueve años había recibido una inyección con hipoclorito de sodio en lugar de anestesia. El protocolo aplicado se desarrolló en el ámbito intrahospitalario y bajo supervisión del médico pediatra. Este caso clínico no forma parte de los casos analizados en la presente obra, pero fue el punto de partida, emocional y ético, que me motivó a emprender este camino de análisis, prevención y docencia crítica.

Este libro no se limita a detallar causas clínicas o a ofrecer protocolos técnicos. Va más allá. Invita a detenerse y a revisar con honestidad nuestro ejercicio profesional: cómo almacenamos los materiales, qué tipo de agujas utilizamos, qué presión aplicamos y, sobre todo, cuánta atención se les presta a los detalles que pueden hacer la diferencia entre un procedimiento exitoso y una complicación evitable.

He dedicado buena parte de mi vida a la enseñanza en la Universidad de Cartagena, y en cada aula, en cada clínica, siempre insisto a mis estudiantes: «la ciencia salva, pero la conciencia protege». Esta obra es, en esencia, una extensión de esa enseñanza, una invitación a la prudencia, al dominio técnico y a la ética profesional. Más allá de informar, espero que el libro genere reflexión, que sea leído con humildad, discutido con criterio y aplicado con responsabilidad. Porque prevenir también es tratar, y tratar con conciencia es la mejor forma de dignificar nuestra profesión.

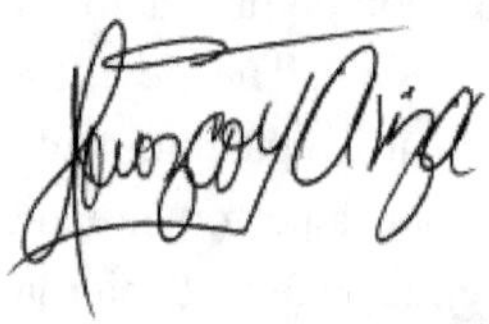

José de Jesús Orozco Ariza

Odontólogo, estomatólogo, cirujano oral

Magíster en Educación

Docente Universidad de Cartagena

Resumen

La obra *Manejo clínico del hipoclorito de sodio en endodoncia: de los riesgos a la prevención* aborda con precisión científica, y haciendo uso de un enfoque ético y legal, el uso del hipoclorito de sodio como principal irrigante de conductos radiculares en la práctica endodóntica. El autor parte de su ejercicio como especialista en estomatología y cirugía oral para el abordaje y resolución de accidentes ocasionados por la extrusión del irrigante en tejidos blandos y periapicales. En el desarrollo, se articulan visiones que van desde lo clínico hasta las acciones legales que implican estas emergencias. De esta manera, se hace un análisis de las propiedades de la solución, en lo que se destaca su amplio espectro antimicrobiano y disolución de tejidos, así como los posibles eventos adversos que surgen tras un mal manejo, como lo son las extrusiones accidentales, necrosis tisular y parestesias.

Todo esto va dirigido a odontólogos en formación y profesionales en ejercicio como una herramienta de consulta crítica que invita a la reflexión sobre la práctica responsable, preventiva y centrada en la seguridad del paciente en el contexto de la endodoncia contemporánea. En este ejemplar, el autor pone énfasis en la importancia del conocimiento de la anatomía interna y periapical, el almacenamiento adecuado de material y el uso racional del irrigante para garantizar procedimientos seguros.

Nota aclaratoria sobre el uso del término «extrusión»

En algunas publicaciones previas, incluidas dos citadas en este libro —(Gómez-Palma y Betancourt-González, 2020; Orozco Ariza, 2023)—, se empleó el término «infiltración accidental» para referirse al paso no intencional de la solución de hipoclorito de sodio fuera del conducto radicular durante procedimientos endodónticos. Sin embargo, a la luz de las actualizaciones terminológicas en la literatura especializada, dicho fenómeno se reconoce hoy de forma más precisa como «extrusión».

Este cambio responde a una necesidad de mayor especificidad clínica y conceptual en la descripción de este tipo de eventos adversos. En consecuencia, el presente trabajo adopta el término *extrusión* de manera uniforme, sin que ello implique una corrección o invalide el uso anterior, sino como reflejo de una evolución en el lenguaje técnico de la disciplina.

Introducción general

En odontología general y especializada, como en el caso de la endodoncia, los tratamientos de conductos radiculares son, tal vez, de los procedimientos más realizados para conservar permanencia, estética y funcionalidad dental. Con estos se busca prevenir la pérdida prematura de dientes y tratar la enfermedad pulpar que los afecta.

Cuando se realiza este tipo de tratamientos, se deben guardar las medidas universales de precaución, de lo contrario, podrían surgir dificultades que perjudiquen el objetivo, por ejemplo, mecánicas, como conductos curvos, calcificados, estrechos o con bifurcaciones que obstaculizan la instrumentación y limpieza. También puede haber fracturas de instrumentos, como limas o fresas dentro del conducto, que entorpecen la eliminación. Se puede presentar perforación radicular o del piso cameral por error en la instrumentación, afectando el pronóstico del diente; complicaciones biológicas, como persistencia de infecciones capaces de implicar el fracaso del tratamiento; reabsorción radicular por sobreinstrumentación o sobreobturación, lesiones periodontales o periapicales, o necrosis tisular por la extrusión de irrigante.

Uno de los objetivos del tratamiento de conductos es proporcionar una descontaminación completa del sistema de conductos radiculares evitando que la infección se propague a los tejidos periapicales. La asepsia del conducto radicular se logra por medio de una serie de pasos secuenciales que es de suma importancia, por ejemplo, la instrumentación mecánica y la irrigación química con el desinfectante de mayor uso a nivel global como lo es el hipoclorito de sodio (Arcos-Núñez *et al.*, 2023, p. 2). Precisamente, una de las principales vías de exposición al NaClO se presenta durante el procedimiento endodóntico, donde se utiliza como irrigante. La gravedad de las complicaciones derivadas de su extrusión durante el acto médico depende del volumen y concentración del irrigante al que el paciente haya estado expuesto, y su severidad aumenta proporcionalmente con la cantidad de solución administrada (Aguilera *et al.*, 2023, p. 63).

De acuerdo con Muñoz-Castellanos y compañía (2022, 198), el hipoclorito de sodio y su ingrediente activo, el ácido hipocloroso, de fórmula HClO, son los desinfectantes a base de cloro más utilizados a nivel mundial. El HClO es un antimicrobiano de acción rápida que interactúa con muchas biomoléculas como aminoácidos, lípidos, ácidos nucleicos y componentes de la membrana que contienen azufre, causando daño celular.

Desde su identificación, el ácido hipocloroso ha tenido un papel destacado en la ciencia y la salud gracias a sus propiedades antimicrobianas. Su impresionante versatilidad ha permitido que se utilice en múltiples aplicaciones, desde la desinfección de superficies hasta la potabilización del agua. De hecho, uno de los campos donde su impacto ha sido más significativo es la odontología, en particular la endodoncia (Lafaurie *et al.*, 2015, p. 479).

En este ámbito, el HClO es un irrigante fundamental para la limpieza de los conductos radiculares. Su capacidad para eliminar bacterias, disolver tejidos orgánicos y alcanzar áreas de difícil acceso lo hace indispensable en los procedimientos endodónticos, contribuyendo a mejorar los resultados clínicos y la salud bucal de los pacientes (Haapasalo *et al.*, 2014, p. 300).

Por su parte, el hipoclorito de sodio es una solución química que posee alta alcalinidad —pH 11-12,5—, con propiedades oxidantes que le permiten desnaturalizar proteínas. Incluso en concentraciones tan bajas como 1:1 000, puede resultar marcadamente hemolítico al entrar en contacto con glóbulos rojos. También puede provocar irritaciones en la piel, mucosas y córnea, lo que lo convierte en un agente potencial de necrosis tisular por su capacidad disolvente sobre tejidos orgánicos (Gómez Botia *et al.*, 2018, p. 2).

Algunos clínicos prefieren evitar concentraciones elevadas de NaClO debido a su efecto irritante sobre los tejidos periapicales (Naranjo Gualpa 2023, 2). No obstante, concentraciones diluidas, como el 0,25 %, pueden ser suficientes para eliminar en quince minutos microorganismos patógenos como el *Enterococcus faecalis*, mientras que a una concentración del 1 % le tomó una hora eliminar la *Cándida albicans* (Macay Cusme 2022, 14).

Lo más importante al seleccionar una solución irrigante o medicación intracanal es conocer cómo actúa frente a la microflora bacteriana predominante. El conocimiento sobre la morfología, estructura y fisiología de los microorganismos responsables del dolor y la destrucción de los tejidos periapicales ha dado lugar a diversas tendencias terapéuticas. El primer paso del tratamiento endodóntico es comprender la interrelación entre los microorganismos y el huésped junto con la dinámica química y biológica de los medicamentos antimicrobianos.

La preparación del conducto radicular y el uso de soluciones irrigantes, como el hipoclorito de sodio, eliminan la mayoría de los microorganismos en un sistema de conductos radiculares infectados, sin embargo, el uso de medicamentos intracanal es esencial para erradicar los microorganismos que sobreviven.

Entre los agentes empleados con este propósito, el hipoclorito de sodio es recomendado y utilizado por la mayoría de los odontólogos, toda vez que cuenta con propiedades determinantes, como efecto antimicrobiano, capacidad de disolución tisular y una compatibilidad biológica aceptable en soluciones menos concentradas (Estrela *et al.*, 2002, p. 115).

Gómez Botia y compañía señalan que los efectos adversos más frecuentes asociados con la extrusión del NaClO incluyen edema, dolor, equimosis, hemorragias, enfisema y reacciones alérgicas (2018, p. 3). En ciertos casos, estos incidentes pueden poner en riesgo la vida del paciente, sobre todo cuando el diente afectado se ubica cerca de estructuras anatómicas esenciales, como las vías respiratorias y los espacios aponeuróticos sublinguales y submentales, lo que incrementa la posibilidad de complicaciones graves.

Este libro ofrece una visión detallada y reflexiva sobre la aplicación del hipoclorito de sodio en los tratamientos de conductos radiculares, proporcionando un enfoque integral que ayuda a comprender tanto sus ventajas como los riesgos asociados a su uso. Si bien se reconoce ampliamente su eficacia antimicrobiana y su papel neurálgico en la prevención de infecciones dentro del campo de la odontología, la aplicación del NaClO requiere un manejo cuidadoso para evitar efectos negativos.

No solo se analizan las propiedades químicas y las aplicaciones clínicas del hipoclorito de sodio, sino también las complicaciones que pueden surgir con su manejo, para lo que se abordan a profundidad casos de extrusión accidental, reacciones adversas y otros problemas asociados. En esta dirección, la obra brinda a los profesionales de la salud dental herramientas prácticas que ayudan a prevenir accidentes operatorios y a aplicar un tratamiento clínico y farmacológico adecuado, en caso de que ocurran.

La formación continua y el perfeccionamiento de las habilidades clínicas son los pilares de este producto de investigación. Es por ello que, a través del análisis de tres casos clínicos reales, se ilustran tanto los desafíos como las posibles soluciones al emplear hipoclorito de sodio en la práctica odontológica diaria. Cada caso se expone como una herramienta educativa que permite a los profesionales aprender de experiencias documentadas, fortaleciendo así su capacidad para reconocer, prevenir y gestionar las complicaciones de manera efectiva.

Más allá de su enfoque práctico, este trabajo también profundiza en los aspectos éticos y médico-legales asociados al uso del hipoclorito de sodio, pues la odontología de hoy no solo exige un dominio técnico riguroso, sino también un compromiso integral con la seguridad y el bienestar del paciente. Así, se abordan en detalle temas como el consentimiento informado, la responsabilidad profesional y la gestión de riesgos, destacando la necesidad de aplicar un enfoque académico y responsable con el uso de este compuesto.

Otro aspecto abordado en esta obra es la educación al paciente. El éxito de cualquier tratamiento dental no solo depende de la habilidad técnica del profesional médico, sino también de la cooperación y comprensión por parte de la persona atendida. Por este motivo, se dedica una sección especial a la adecuada comunicación con los pacientes, explicando el uso del hipoclorito de sodio, los posibles riesgos y las medidas preventivas necesarias para garantizar su salud bucodental.

El presente libro se suma al entorno dinámico y en constante evolución en el que se desarrolla la odontología contemporánea, donde los avances tecnológicos y las crecientes expectativas de los pacientes plantean nuevos desafíos. De este modo, y en consonancia con el desarrollo de nuevas herramientas digitales aplicadas tanto a la ciencia como a la educación, es relevante señalar que, en la producción de ciertos apartados de esta obra, se recurrió a un modelo de inteligencia artificial desarrollado por OpenAI. Esta herramienta fue empleada como apoyo para la generación de ideas, la organización de borradores y la síntesis de información, siguiendo rigurosos estándares académicos y garantizando la verificación y el contraste de las respuestas obtenidas con fuentes científicas y literatura especializada (OpenAI 2025).

En última instancia, este libro busca aportar al conocimiento y a la práctica odontológica mediante la difusión de información actualizada y basada en la evidencia sobre el uso de hipoclorito de sodio en endodoncia. Se espera que funcione como una guía integral tanto para estudiantes como para profesionales de la odontología, promoviendo un enfoque seguro y eficaz en el uso de este compuesto en la práctica clínica.

Introducción a la endodoncia y el hipoclorito de sodio

Historia y uso del hipoclorito de sodio en endodoncia

La endodoncia es una especialidad clave dentro de la odontología, centrada en el diagnóstico y tratamiento de afecciones que comprometen los tejidos internos del diente, especialmente la pulpa dental y los conductos radiculares. Entre los avances trascendentales en este campo se encuentra la incorporación del hipoclorito de sodio como solución irrigante. Gracias a sus potentes propiedades desinfectantes, este compuesto, a relativamente bajas concentraciones, ha transformado la manera en que se realizan los tratamientos de conductos.

El uso del NaClO data de la Primera Guerra Mundial, donde se aplicó en una concentración al 0,5 % para limpiar heridas contaminadas, y desde 1920 como irrigante intraconducto radicular (Marín Botero *et al.*, 2019, p. 41). Desde entonces, su relevancia ha ido en aumento debido a sus múltiples funciones esenciales, entre las que resaltan su poderosa acción como agente antimicrobiano, su capacidad para disolver tejidos orgánicos necrosados y su contribución a una limpieza eficaz de los conductos radiculares; cualidades que no solo incrementan la tasa de éxito de los tratamientos, sino que también minimizan el riesgo de complicaciones postoperatorias, como infecciones persistentes.

El hipoclorito de sodio, además, se ha consolidado como una opción accesible y económica, lo que facilita su uso incluso en clínicas con recursos limitados. Su impacto positivo en la eliminación de patógenos y la mejora de la calidad de los tratamientos endodónticos están ampliamente respaldados por estudios científicos, hecho que reafirma el uso de esta sustancia como un estándar en la práctica odontológica moderna (Marín Botero *et al.*, 2019).

Propiedades y mecanismo de acción del hipoclorito de sodio

El hipoclorito de sodio es una sal formada por ácido hipocloroso —HOCl— e hidróxido de sodio —NaOH— (Marín Botero *et al.*, 2019, p. 37). Los agentes responsables del control microbiano en las infecciones endodónticas han sido estudiados en diversas áreas de la salud, por lo que existe una cantidad significativa de investigaciones sobre las reacciones biológicas a los factores de virulencia microbiana, que representan el grado de patogenicidad; y los factores inmunológicos, que son respuestas de defensa del huésped. La selección de un control microbiano eficaz en los conductos radiculares infectados requiere un conocimiento detallado de los microorganismos causantes de la patología pulpar y periapical, así como del mecanismo de acción de la solución (Estrela *et al.*, 2002, p. 113). Su fuerte acción antimicrobiana proviene de la capacidad del cloro libre para interactuar con estructuras biológicas esenciales, como proteínas, lípidos y ácidos nucleicos (Zehnder 2006). Cuando entra en contacto con bacterias o tejidos orgánicos, el cloro se libera y reacciona directamente con las membranas celulares, provocando su ruptura y desnaturalización (Siqueira y Rôças, 2017).

Además de su potente efecto antimicrobiano, el hipoclorito de sodio es ampliamente reconocido por su capacidad para disolver tejidos orgánicos. Esta propiedad es particularmente útil en la eliminación de restos pulpares y tejido necrótico dentro del sistema de conductos radiculares. Su mecanismo de acción se basa en la degradación de proteínas mediante la ruptura de enlaces peptídicos, lo que facilita la remoción de residuos biológicos adheridos a las paredes internas de los conductos (Zehnder 2006).

Una de las características más destacadas del NaClO es su capacidad para penetrar en zonas anatómicamente complejas dentro del sistema de conductos radiculares, como ramificaciones laterales y forámenes apicales (Marín Botero *et al.*, 2019, p. 39). No obstante, esta misma capacidad de difusión puede generar complicaciones si no se maneja correctamente, ya que la solución puede extruirse hacia los tejidos periapicales y causar efectos citotóxicos severos como edema, dolor y necrosis tisular (Colombo-Vitali *et al.*, 2024).

A pesar de estos riesgos, el uso adecuado del hipoclorito de sodio, con una dilución y manejo controlados, puede reducir significativamente la posibilidad de complicaciones. Investigaciones demuestran que concentraciones entre el 1 % y el 2,5 % mantienen una alta eficacia antimicrobiana mientras minimizan el riesgo de daño tisular. Por otro lado, concentraciones más elevadas, como 5 o 6 %, se emplean con precaución en casos específicos que requieren una acción más agresiva. Este equilibrio entre eficacia y seguridad ha permitido que el hipoclorito de sodio se mantenga como un elemento esencial en la endodoncia moderna (Gómez-Palma y Betancourt-González, 2018, p. 45).

¿Cómo destruye el cloro las bacterias?

La concentración de los productos comerciales a base de hipoclorito de sodio suele estar entre el 3 y el 6 %, lo que equivale a entre 30.000 y 60.000 ppm de cloro libre. El cloro libre se refiere a la cantidad de ácido hipocloroso e hipoclorito en el agua. El HClO es eléctricamente neutro, mientras que los iones hipoclorito —ClO^-— son eléctricamente negativos. Estos iones constituyen el cloro libre que, al entrar en contacto con las bacterias, las oxida en un proceso conocido como desinfección química (Lafaurie *et al.*, 2015, p. 478).

Cuando el cloro se diluye en agua, se forma una solución acuosa en la que el HClO no disociado se activa y penetra las paredes celulares y membranas de las bacterias por difusión pasiva, a causa de la carga negativa de estas estructuras (da Cruz Nizer *et al.*, 2020; Radovic-Moreno *et al.*, 2012). Los ClO^- también tienen carga negativa y difícilmente pueden atravesar la pared bacteriana, ya que las cargas se repelen entre sí. Así, a medida que aumenta el pH de la solución, los iones hipoclorito pasan a ser los predominantes y la actividad microbicida disminuye. En la Figura 1, a continuación, se observa cómo el HClO penetra en la célula bacteriana debido a su carga neutra [a], afectando a componentes de la membrana [b] como transportadores, proteínas y ATP.

Figura 1. Esquema del mecanismo de acción del ácido hipocloroso en las células bacterianas

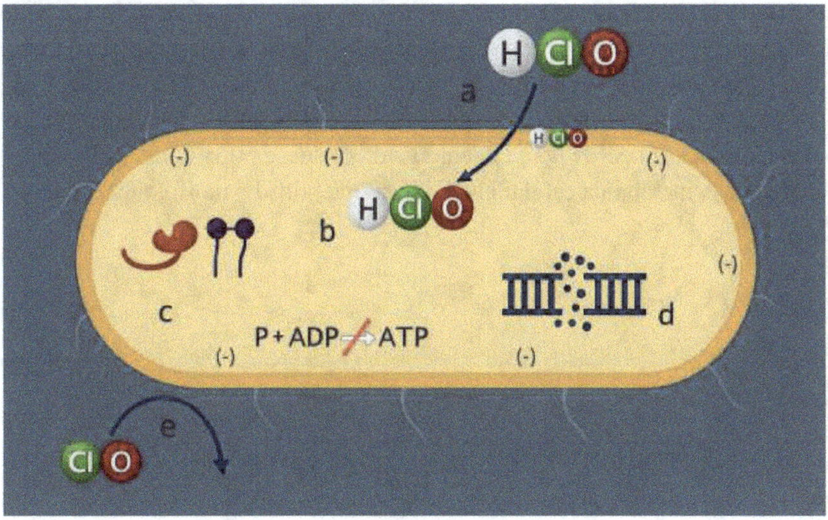

Fuente: (Muñoz-Castellanos *et al.*, 2022, p. 201)

También se ha demostrado que la actividad antimicrobiana del HClO actúa provocando pérdida respiratoria en las membranas bacterianas, esto como resultado de una reacción irreversible con las proteínas estructurales y las enzimas de membrana que contienen azufre y hemo, causando la muerte celular (Sam y Lu, 2009). El daño a las proteínas de membrana tiene un efecto negativo en la transducción y el transporte de energía, lo que puede conducir a la hidrólisis de ATP (Barrette *et al.*, 1987, p. 2518). La fragmentación de proteínas también altera la síntesis de ácido desoxirribonucleico —ADN— (Kiamco *et al.*, 2019). La reacción del HClO con los grupos amino de los nucleótidos genera cloraminas reactivas, los cuales rompen los enlaces de hidrógeno que mantienen unidas las dos cadenas de ADN (Fukuzaki 2006). El HClO reacciona con ácidos grasos insaturados para formar clorhidrinas, y las clorhidrinas lipídicas causan lisis celular y toxicidad (Spickett *et al.*, 2000) [Figura 1].

Aguilera, Hidrobo y Vanegas (2023, 56) ofrecen otra representación gráfica que muestra, de forma detallada, el mecanismo de acción del hipoclorito de sodio cuando entra en contacto directo con la membrana celular, produciendo alteración de esta por acción del NaClO y el hidróxido —de fórmula OH^-— mediante la formación de productos de oxidación o saponificación de los ácidos grasos. El daño en la membrana, iniciado por los grupos hidroxilo, se ve exacerbado por efecto del HClO [Figura 2], pues esta sustancia tiene la capacidad de reaccionar con los fosfolípidos que contienen residuos de ácidos grasos altamente insaturados, ocasionando, principalmente, la formación de clorhidrinas o epóxidos. Como los dobles enlaces en las insaturaciones de los ácidos grasos son inestables, pueden clorarse u oxigenarse y, a través de hidrólisis, generar lisofosfolípidos y ácidos grasos oxidativamente modificados; además, a partir de los ácidos grasos en contacto con el HClO, se pueden formar, en menor medida, hidroperóxidos, aldehídos o ácidos carboxílicos que afectan la estabilidad de la membrana celular alterando su integridad y morfología.

Figura 2. Alteración de la membrana celular por acción del NaClO y el OH^-

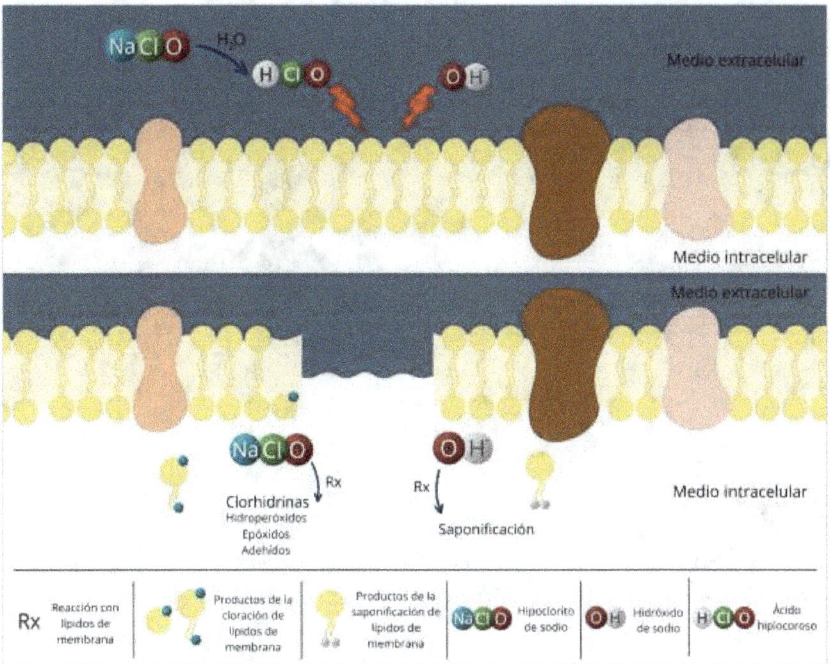

Fuente: (Aguilera *et al.*, 2023, p. 56)

En la Figura 3, se aprecia otra forma de acción del HClO, aplicable en la práctica cotidiana odontológica, específicamente en endodoncia; esto es, provocar daño proteico por la inhibición de las enzimas responsables del mantenimiento energético y la homeostasis celular, hecho que produce desnaturalización, agregación o formación de cloraminas, comprometiendo todas las funciones y determinando la muerte celular.

Figura 3. Alteración de las proteínas por acción del HClO

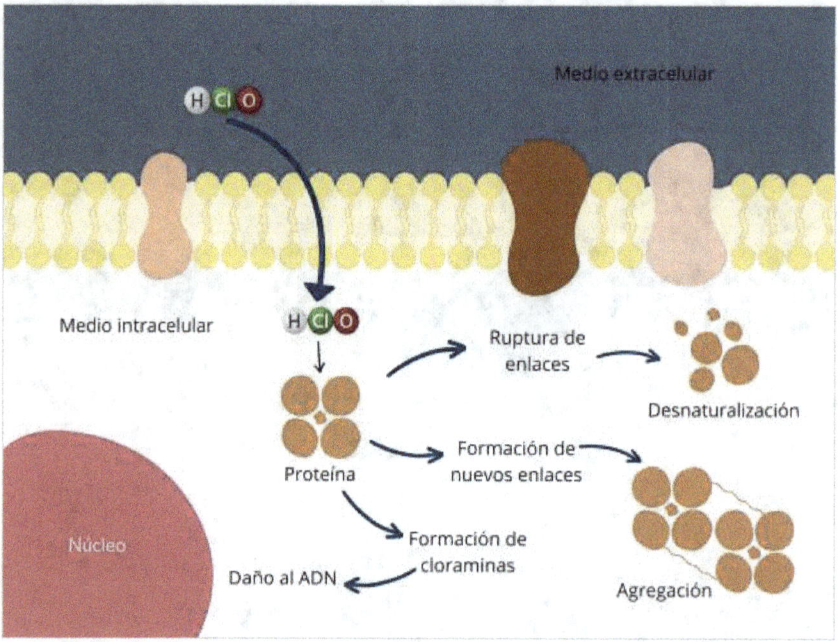

Fuente: (Aguilera *et al.*, 2023, p. 57)

Chen y compañía (2016) en un estudio *in vitro* demostraron que el ácido hipocloroso, a concentraciones bajas, fue eficaz en la eliminación de bacterias gramnegativas —*Escherichia coli* y *Porphyromonas gingivalis*— y grampositivas —*Enterococcus faecalis* y *Streptococcus sanguinis*— adheridas a superficies de aleación de titanio contaminadas con biopelículas. Esta eficacia antibacteriana aumentó proporcionalmente con el volumen de irrigación y el tiempo de exposición, siendo superior a la observada con hipoclorito de sodio y clorhexidina. Los resultados también indicaron que el HOCl redujo significativamente la concentración de lipopolisacáridos, especialmente de *Porphyromonas gingivalis*, lo cual refuerza su potencial como agente antiséptico en el tratamiento de implantes contaminados.

Owoseni y otros (2017, 7) encontraron que concentraciones de cloro de 0,75 a 1,0 ppm, aunque muy bajas, redujeron la tolerancia al HClO de especies aisladas de *Enterococcus* en dos plantas de tratamiento de aguas residuales; con todo, la eliminación de bacterias organizadas en biopelículas es difícil debido a la protección que brindan los polisacáridos (Muñoz-Castellanos *et al.*, 2022, p. 201).

Williams y Braun-Howland (2003, 5463) encontraron que la concentración comúnmente recomendada de HClO —1 ppm— no es suficiente para inactivar las bacterias en biopelículas, específicamente *Legionella pneumophila*, *Escherichia coli* y proteobacterias β y δ.

Efecto antiinflamatorio del ácido hipocloroso y la proliferación tisular

El ácido hipocloroso tiene propiedades que pueden ser tanto proinflamatorias como antiinflamatorias, dependiendo de la concentración utilizada. A concentraciones bajas, el HClO puede activar precursores de metaloproteinasas —MMP—, como colagenasas y gelatinasas (Lafaurie *et al.*, 2015, p. 478). Sin embargo, a una concentración más alta, se observa una inhibición de la actividad de MMP-7, colagenasa y gelatinasa (Fu *et al.*, 2003, p. 28405). A pesar de esto, parece que los efectos antiinflamatorios predominan, aunque sería necesario confirmar estos hallazgos a través de estudios *in vivo* (Sam y Lu, 2009, p. 51).

Una de las características destacadas del ácido hipocloroso es su capacidad para oxidar taurina, lo que genera N-clorotaurina —NTC—, una cloramina de amplio espectro y mayor estabilidad que contribuye a prolongar la acción antimicrobiana del HClO. Además, la NTC protege los tejidos al inhibir la producción de varios mediadores inflamatorios, como el anión superóxido, óxido nítrico, interleucinas y prostaglandinas en las células inflamatorias del tejido dañado, acción moduladora que representa un aporte significativo en la preservación del entorno tisular (Lafaurie *et al.*, 2015, p. 478).

Por otro lado, el HClO puede interferir en las vías de señalización relacionadas con la expresión y translocación de factores de transcripción mediante procesos de oxidación, como ocurre con el factor nuclear kB —NF-kB—. Este factor juega un papel crucial en la transcripción de mediadores inflamatorios, como IL-1α, IL-1β, IL-2, IL-6, TNF-α, NO, prostaglandina E2, TGF-β, y moléculas de adhesión que están directamente implicados en enfermedades inflamatorias como la periodontitis. La inhibición de estos mediadores parece ser un aspecto clave para la recuperación del tejido periodontal (Sam y Lu, 2009, p. 50).

Impacto del HClO en la proliferación tisular

Entre las virtudes del ácido hipocloroso no solo se encuentra la desinfección, sino que también influye positivamente en la regeneración celular tras lesiones o daños en los tejidos. Su efecto regenerativo está mediado por el aumento en la producción de factores de crecimiento esenciales, como el de crecimiento epidérmico —EGF—, el de crecimiento de fibroblastos —FGF-1, FGF-2—, el factor de crecimiento endotelial y el factor de crecimiento del tejido conectivo (Schrementi *et al.*, 2007).

Además, el HClO ejerce una acción oxidativa sobre el péptido del extremo N-terminal del factor de crecimiento transformante beta —TGF-β—, facilitando así su activación al permitir su acceso al sitio activo de la molécula. En este proceso, se promueve la proliferación celular y la fibrosis, favoreciendo la recuperación de los tejidos afectados. Estos efectos han sido ampliamente documentados en la literatura científica, destacando su relevancia en procesos de cicatrización y regeneración tisular (Grzesik y Narayanan, 2002).

Beneficios del hipoclorito de sodio en endodoncia

El hipoclorito de sodio, de fórmula NaClO, es el agente desinfectante más utilizado en endodoncia, especialmente en tratamientos de conductos radiculares (Arcos-Núñez *et al.*, 2023, p. 3). Su amplio uso se debe a su eficacia en la eliminación de restos orgánicos, la reducción de la carga bacteriana y su capacidad para limpiar en profundidad los conductos radiculares, facilitando la obturación y contribuyendo al éxito a largo plazo de los procedimientos endodónticos (Pupo Marrugo *et al.*, 2014, p. 264).

Si bien sus beneficios son notables, su uso debe ser controlado y aplicado en las concentraciones recomendadas, ya que una utilización inadecuada o excesiva puede provocar efectos adversos, como irritación en los tejidos periapicales. A continuación, se presentan algunas de las ventajas más relevantes del uso de NaClO en endodoncia.

Potente acción antimicrobiana

El hipoclorito de sodio ha demostrado tener la capacidad de disolver el tejido pulpar necrótico y vital, es también un desinfectante contra bacterias grampositivas y gramnegativas de amplio espectro, hongos, esporas y virus (Arcos-Núñez *et al.*, 2023,

p. 4). En particular, se ha probado la eficacia del NaClO usando concentraciones al 5 % en la erradicación de colonias de *Enterococcus faecalis*, un patógeno relacionado con infecciones endodónticas persistentes por su capacidad para formar biopelículas resistentes. Esta facultad convierte el hipoclorito de sodio en un componente esencial en la desinfección de los conductos radiculares, donde su acción antimicrobiana reduce significativamente la carga bacteriana y minimiza el riesgo de reinfecciones (Pupo Marrugo *et al.*, 2014, p. 264).

Capacidad para disolver tejidos orgánicos

Otra de sus propiedades más valiosas es su capacidad proteolítica para descomponer y eliminar tejidos necróticos y residuos orgánicos dentro del conducto radicular (Macay Cusme 2022, 9). Esta acción incluye la disolución de la pulpa dental en casos de necrosis, eliminando posibles focos infecciosos y optimizando el proceso de limpieza del conducto. Al descomponer eficazmente estos restos, el hipoclorito de sodio contribuye a un entorno más adecuado para la posterior obturación del conducto (Muñoz-Padilla *et al.*, 2023, p. 1).

Mejora en la limpieza y conformación del conducto

Cuando se combina con una instrumentación endodóntica adecuada, el hipoclorito de sodio facilita una limpieza profunda del sistema de conductos radiculares, incluyendo áreas de difícil acceso para los instrumentos manuales. Su capacidad para penetrar en los túbulos dentinarios permite una desinfección más completa de las paredes internas del conducto, mejorando su conformación y optimizando la preparación para la obturación final (Siqueira *et al.*, 2000).

Facilita la obturación del conducto radicular

El NaClO desempeña un papel clave en la preparación del conducto radicular para su obturación. Al permitir una limpieza profunda y efectiva, elimina residuos orgánicos y microorganismos que podrían interferir con la adhesión del material de obturación. Esto contribuye a una óptima adaptación del sellador y mejora el sellado hermético del conducto, reduciendo el riesgo de filtraciones y posibles reinfecciones. Un conducto limpio y libre de contaminantes es fundamental para el éxito a largo plazo del tratamiento endodóntico (Siqueira *et al.*, 2000).

Propiedades irrigantes y antiinflamatorias

Además de sus propiedades antimicrobianas, el hipoclorito de sodio presenta efectos antiinflamatorios que ayudan a reducir la inflamación en los tejidos periapicales durante el tratamiento. Este beneficio es particularmente importante en casos de periapicitis, ya que contribuye a una recuperación más rápida y aumenta las probabilidades de éxito del tratamiento (Sam y Lu, 2009, pp. 49-50).

Acción limpiadora sobre los túbulos dentinarios

El hipoclorito de sodio no solo desinfecta los conductos radiculares, sino que también actúa eficazmente sobre los túbulos dentinarios. Su capacidad para eliminar residuos orgánicos atrapados en estos pequeños conductos microscópicos permite una desinfección más profunda y completa. Esto es fundamental para mejorar la adhesión del material de obturación, pues favorece un sellado más hermético y reduce el riesgo de reinfección. Al limpiar a fondo los túbulos dentinarios, el hipoclorito de sodio contribuye a la durabilidad y éxito del tratamiento endodóntico (Siqueira *et al.*, 2000).

Propiedades lubricantes

Durante la instrumentación del conducto radicular, el hipoclorito de sodio también actúa como un agente lubricante, reduciendo la fricción entre los instrumentos y las paredes dentinarias. Con esto, logra facilitar la maniobrabilidad de los instrumentos dentro del conducto, disminuyendo el riesgo de fractura de las limas y evitando daños innecesarios a la estructura dentaria. Su función lubricante coadyuva al manejo de una instrumentación más segura y eficiente, optimizando el proceso de limpieza y conformación del conducto (Naranjo Gualpa 2023, 2).

Seguridad en concentraciones adecuadas

El hipoclorito de sodio puede emplearse en diferentes concentraciones, generalmente entre el 1 y el 6 %, dependiendo de las necesidades específicas del tratamiento endodóntico. Concentraciones más bajas, de entre 1 y 2,5 %, son eficaces para la desinfección y reducen el riesgo de irritación en los tejidos periapicales; mientras que concentraciones más altas, de entre 5 y 6 %, pueden utilizarse en casos que requieren una acción más agresiva, como la eliminación de biopelículas resistentes.

Es muy importante tener presente que el uso seguro del NaClO implica un manejo cuidadoso para evitar extrusiones que puedan provocar irritación, edema o necrosis tisular. Una correcta irrigación, combinada con su adecuada dilución y aplicación controlada, minimiza los riesgos y garantiza un tratamiento efectivo sin comprometer la integridad de los tejidos circundantes.

Costo-eficiencia y accesibilidad

Una de las ventajas adicionales del hipoclorito de sodio es su bajo costo y fácil disponibilidad. Este factor lo convierte en una opción accesible para muchos profesionales de la odontología a nivel global, especialmente en contextos de recursos limitados, lo que hace posible su uso en una amplia variedad de procedimientos endodónticos (Marín Botero *et al.*, 2019, p. 34).

Prevalencia e incidencia de accidentes con hipoclorito de sodio

Según un estudio de Kleier y compañía (2008), citado luego por Ramlan y Wan Abdul Rahman (2024, 105), los pacientes con antecedentes clínicos de necrosis pulpar y radiolucidez periapical presentaron un riesgo significativamente mayor de sufrir accidentes con premolares y molares maxilares. Los hallazgos indicaron que dichos eventos ocurrieron con mayor frecuencia en la región maxilar que en la región mandibular, donde la primera abarca el 73 % de los casos —n = 122— y la segunda el 21 % o n = 35.

El estudio también da cuenta de que estos accidentes ocurrieron, predominantemente, en las áreas de molares o premolares —70 % o n = 107— en comparación con las regiones de incisivos o caninos —30 % o n = 46—. Al considerar el sexo de los pacientes, los accidentes se reportaron con mayor frecuencia en mujeres —69 %, n =

99— que en hombres —31 %, n = 44—. Estos resultados coinciden con una revisión sistemática reciente de Guivarc'h y otros (2017). Con base en una encuesta a miembros de la Junta Estadounidense de Endodoncia, dicha investigación encontró que los accidentes por extrusión de hipoclorito de sodio se observaron con mayor frecuencia en mujeres y en dientes maxilares.

No obstante, se desconoce cuál puede ser la verdadera frecuencia con la que se presentan los accidentes por extrusión de NaClO, ya que no se informa ordenada y metódicamente a los sistemas de registro y notificación de efectos adversos e incidentes en odontología, ni a las compañías de seguros; además, no es posible hacer diagnóstico retrospectivo. Ahora, considerando los millones de tratamientos de conductos radiculares realizados en todo el mundo, se cree que la extrusión de irrigante es una ocurrencia relativamente rara, a pesar de estar demostrado que casi la mitad de los endodoncistas describieron haber tenido, al menos, un accidente con NaClO a lo largo de su carrera (Guivarc'h *et al.*, 2017, p. 16).

Complicaciones y riesgos asociados al uso de hipoclorito de sodio en endodoncia

La endodoncia es una especialidad odontológica ampliamente reconocida por su eficacia y seguridad en el tratamiento de patologías pulpares y periapicales. No obstante, como cualquier procedimiento médico, conlleva ciertos riesgos y posibles complicaciones. Entre los problemas más frecuentes se encuentran infecciones persistentes, fractura de instrumentos endodónticos y daños tisulares, muchos de los cuales pueden estar relacionados con la irrigación y los medicamentos empleados durante la operación.

Uno de los agentes más utilizados en la irrigación de los conductos radiculares es el hipoclorito de sodio, debido a su potente acción bactericida y su capacidad para disolver tejidos orgánicos. Sin embargo, a pesar de sus múltiples beneficios, el uso inadecuado de NaClO puede derivar en complicaciones graves (Naranjo Gualpa, 2023, p. 2).

Uno de los principales riesgos asociados al hipoclorito de sodio es su extrusión accidental en los tejidos periapicales o en estructuras anatómicas cercanas. Este tipo de extrusión puede generar daño significativo en los tejidos blandos y duros circundantes al diente tratado, provocando efectos no deseados como inflamación severa, necrosis tisular y, en algunos casos, dolor severo y hematomas extensos (Mascarello 2021, 93). Por esta razón, el manejo del hipoclorito de sodio requiere precaución, conocimiento técnico y la aplicación de protocolos estrictos para evitar complicaciones. La correcta técnica de irrigación y el uso de concentraciones adecuadas son esenciales para minimizar los riesgos y garantizar el éxito del tratamiento endodóntico.

Extrusión accidental de hipoclorito de sodio

La extrusión de NaClO puede ocurrir por dos causas principales. La primera son las perforaciones iatrogénicas accidentales en el conducto radicular o en el piso de la cámara pulpar, las cuales pueden presentarse por una mala técnica con instrumentos rotatorios, irrigación excesiva o una preparación de conducto incorrecta (Orozco Ariza *et al.*, 2023) [Figuras 7, 8, 9 y 14].

La segunda causa de extrusión accidental es la irrigación forzada y uso incorrecto de la jeringa de irrigación. La irrigación de los conductos radiculares es esencial para eliminar restos de tejido necrótico, bacterias y otros contaminantes, no obstante, si la técnica de irrigación es inadecuada o se aplica presión excesiva, puede inducir una extrusión del hipoclorito de sodio hacia los tejidos circundantes, lo que conlleva consecuencias serias (Shen *et al.*, 2010).

La irrigación forzada: causas y consecuencias

La irrigación forzada se produce cuando se aplica presión excesiva al introducir el irrigante, lo que puede provocar que la solución se desplace fuera del conducto radicular hacia los tejidos periapicales o, en casos graves, hacia los tejidos blandos circundantes. Los factores que favorecen esta complicación incluyen presión excesiva aplicada con la jeringa de irrigación. Esto quiere decir que, si la aguja se posiciona incorrectamente o se aplica demasiada presión, el irrigante puede escapar hacia los tejidos periapicales, algo que sucede porque la resistencia dentro del conducto es menor que la presión generada por la inyección de la solución (Terauchi y Renton, 2022).

Factores relacionados con la extrusión de hipoclorito de sodio

Técnica endodóntica

La presión excesiva durante la irrigación es uno de los factores principales que contribuyen a la extrusión. Se recomienda el uso de sistemas de irrigación a baja presión, o jeringas con presión controlada, para evitar la salida del líquido del conducto (Soares y Goldberg, 2012).

Tipo y tamaño de la aguja de irrigación

Las agujas de punta roma, generalmente de 25G o 27G, son las más utilizadas. Sin embargo, en algunos casos que requieren mayor volumen o presión se usan agujas más finas, como la 30G o 31G. El tamaño y tipo de la aguja son determinantes en la prevención de la extrusión (Hargreaves *et al.*, 2011, p. 335; Baasch, 2021). La Figura 4 muestra los tipos de agujas irrigadoras en endodoncia, donde A es biselada, B es plana, C es muesca, D es de extremo cerrado con salida lateral, E es de extremo cerrado con múltiples salidas y F es de extremo cerrado con doble salida lateral.

Figura 4. Tipos de agujas irrigadoras en endodoncia

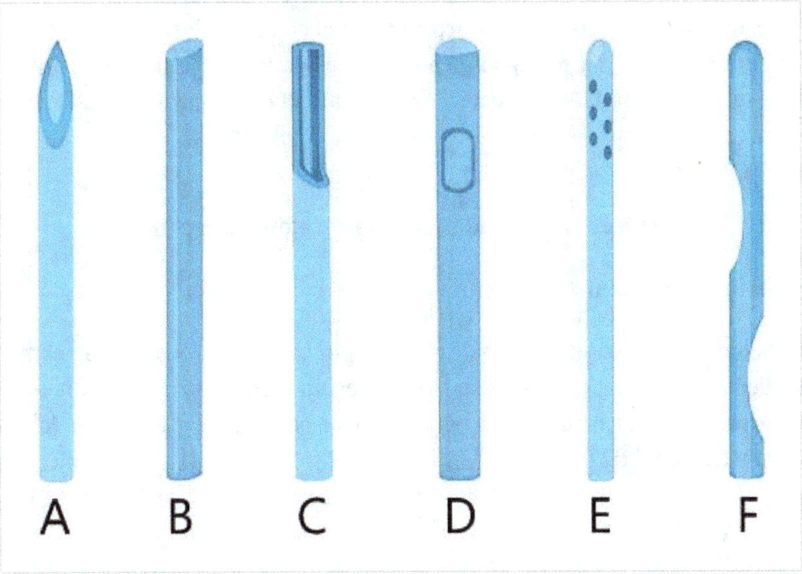

Fuente: (Baasch *et al.*, 2021, p. 759)

Profundidad de inserción de la aguja

Es crucial evitar que la aguja se introduzca en exceso o que se aplique demasiada presión sobre ella. Se recomienda que la aguja se mantenga dentro de las dos terceras partes coronales del conducto radicular (Psimma *et al.*, 2013).

Condición del conducto radicular

La anatomía de los conductos, en particular aquellos con raíces curvas o con formas complejas, también puede influir en el riesgo de extrusión. Este tipo de vías presentan dificultades en la irrigación, lo que aumenta la probabilidad de complicaciones (Gómez Botia *et al.*, 2018, p. 5).

Factores relacionados con la concentración de hipoclorito de sodio

La concentración del NaClO es otro factor importante a tener en cuenta. Las concentraciones más altas, como el 5,25 o el 6 %, tienen una mayor capacidad antimicrobiana y de disolución de tejidos, pero también aumentan el riesgo de daño a los tejidos blandos si ocurriese una extrusión. Por el contrario, las concentraciones más bajas, de entre 1 y 2,5 %, son igualmente eficaces para la desinfección, pero con un menor riesgo de causar daño (Ricucci y Langeland, 1998; Macay Cusme, 2022).

Factores relacionados con el procedimiento clínico

Duración del tratamiento endodóntico

Si el tratamiento se toma un tiempo demasiado prolongado, es posible que aumente la presión dentro del conducto radicular, lo cual es un factor de riesgo. Se recomienda hacer pausas entre las irrigaciones para evitar la acumulación excesiva de presión (Terauchi y Renton, 2022).

Uso de barreras de protección

Las barreras físicas, como las cánulas de irrigación con limitadores de presión, son útiles para controlar el flujo del irrigante y evitar la extrusión hacia los tejidos periapicales, entre otros incidentes. Para prevenirlos, es necesario prestar mucha atención a los detalles y conocer bien la dinámica de los líquidos (Terauchi y Renton, 2022). Para ello, se debe:

1. Establecer una longitud de trabajo, no ampliar en exceso el foramen radicular.
2. Si se va a irrigar con presión positiva, utilizar una aguja de pequeño calibre con orificio lateral y no introducirla a menos de 2 mm de la longitud de trabajo.
3. Inyectar el líquido lentamente, comprobando que refluye a través de la cavidad de acceso.
4. Evaluar detenidamente la integridad del conducto, descartando posibles signos de perforación.
5. No introducir la aguja más allá de la longitud de trabajo.
6. Confirmar la identidad de la solución antes de proceder a la inyección o la irrigación.

Factores relacionados con el paciente

Edad y estado de salud del paciente

Los pacientes más jóvenes, especialmente niños y adolescentes, tienen conductos radiculares más amplios y raíces más cortas, lo que aumenta el riesgo de extrusión. La respuesta inmunológica en estos pacientes, además, puede ser distinta a la de los adultos, hecho que afecta el pronóstico de la extrusión (Wu y Wesselink, 1995).

Desarrollo radicular incompleto

En los niños, los dientes en desarrollo tienen conductos más amplios y menos formados, lo que hace que estas piezas sean más susceptibles a los efectos negativos de la extrusión (Wu y Wesselink, 1995).

Respuesta inmunológica y regenerativa

Los niños tienen una gran capacidad regenerativa en sus tejidos, lo que les permite recuperarse mejor luego de una extrusión, pero esto no significa que el riesgo de complicaciones esté eliminado. Al contrario, las extrusiones en niños pueden ocasionar más daño si no se tratan de forma oportuna, debido a la falta de madurez en los tejidos circundantes. Además, por su menor capacidad para comunicar el dolor o malestar, la identificación de complicaciones durante el tratamiento puede retrasarse y aumentar el riesgo de daños más graves.

Falta de colaboración

Tanto los niños como los adolescentes suelen tener dificultades para cooperar durante los tratamientos endodónticos. Esto incrementa el riesgo de errores técnicos —como la extrusión del irrigante— y dificulta la pronta identificación de complicaciones, puesto que los más jóvenes no siempre pueden describir con claridad el dolor o la incomodidad que experimentan.

Adultos jóvenes y anatomía de los conductos

Aunque la anatomía de los conductos en los adultos jóvenes está más madura que la de los niños, estos pacientes todavía pueden presentar raíces más flexibles y conductos radiculares más anchos, lo que aumenta el riesgo de extrusión si la presión de irrigación no se controla adecuadamente. Asimismo, los conductos radiculares curvados, comunes en estos pacientes, dificultan la irrigación eficiente y el sellado del conducto, lo que puede contribuir a la extrusión de soluciones irrigantes (Terauchi y Renton, 2022).

Factores relacionados con el estado de salud del paciente

El estado de salud general de un paciente juega un papel decisivo en cómo su cuerpo responde a las complicaciones durante un tratamiento endodóntico, especialmente en casos de extrusión de hipoclorito de sodio. Este irrigante, aunque eficaz en la limpieza y desinfección del conducto radicular, puede ser muy irritante y tóxico si se derrama fuera del conducto (Mascarello 2021, 91). Dependiendo de las condiciones de salud del paciente, las consecuencias de la extrusión pueden ser más graves y difíciles de manejar. A continuación, se destacan los factores de salud que influyen en este tipo de complicaciones.

Estado inmunológico del paciente

Pacientes inmunocomprometidos, como aquellos que viven con el virus de la inmunodeficiencia humana o sida, o que están en tratamiento con inmunosupresores o quimioterapia, pueden experimentar una respuesta inflamatoria atípica frente al hipoclorito de sodio. En estos casos, la respuesta inflamatoria del cuerpo podría estar disminuida, lo que impide que el organismo controle adecuadamente la inflamación. Esto puede dar lugar a complicaciones graves, como inflamación crónica, infecciones secundarias e, incluso, necrosis tisular más severa (Vargas Mejía y Boza Cordero, 2012, p. 162).

Barreras físicas para prevenir la extrusión de hipoclorito de sodio

Para minimizar el riesgo de extrusión del NaClO y evitar posibles daños en los tejidos periapicales y circundantes, es fundamental emplear barreras físicas adecuadas durante la irrigación de los conductos radiculares. Veamos algunas estrategias clave.

Buen sellado de la constricción apical

Un sellado eficaz de la constricción apical durante la preparación del conducto radicular es esencial para evitar que las soluciones irrigantes, incluido el hipoclorito de sodio, se filtren hacia los tejidos periapicales. Por el contrario, un sellado deficiente de la constricción apical puede aumentar el riesgo de necrosis tisular, inflamación severa e infecciones persistentes.

Para garantizar un sellado adecuado, la obturación del conducto debe realizarse con materiales biocompatibles, como la gutapercha (Emami *et al.*, 2015, p. 842), y técnicas de obturación avanzadas, como el sistema de obturación vertical o técnicas de presión controlada. Estas técnicas mejoran la adaptación del material de obturación a las paredes del conducto, reduciendo el riesgo de filtraciones.

Cánulas de irrigación adecuadas

Las cánulas de irrigación desempeñan un papel esencial en la administración segura de soluciones dentro del conducto radicular. Factores como el diseño, tamaño y características específicas son determinantes para evitar la extrusión del irrigante hacia los tejidos circundantes. Una selección inadecuada de la cánula puede incrementar el riesgo de complicaciones, mientras que una elección adecuada contribuye al éxito del tratamiento.

Tamaño adecuado de la cánula

Para la selección de la cánula, se debe tener en cuenta la anatomía del conducto radicular a tratar. Una cánula demasiado grande en un conducto estrecho puede generar una presión excesiva sobre las paredes del conducto, aumentando el riesgo de extrusión del irrigante hacia los tejidos periapicales. En cambio, si la cánula es de menor diámetro en comparación con el conducto, se podría ver comprometido el flujo adecuado del irrigante, disminuyendo la eficacia del tratamiento (Boutsioukis *et al.*, 2010).

Para seleccionar el tamaño adecuado de la cánula, se recomienda medir con precisión el diámetro del conducto radicular y emplear una cánula de calibre ligeramente menor al diámetro apical. Introducirla unos 3 mm por debajo de la longitud de trabajo reduce el riesgo de extrusión y controla la presión intraconducto, garantizando una irrigación eficaz sin comprometer la estructura radicular (Fikirli *et al.*, 2022; Uzunoglu-Özyürek *et al.*, 2018).

Diseño de la cánula

El diseño de la cánula también va a influir directamente en la forma en que el irrigante se distribuye dentro del conducto radicular, así como en prevenir su extrusión (Boutsioukis *et al.*, 2010). Es también un factor determinante en la seguridad y eficacia de la irrigación en endodoncia, por lo que variados diseños de cánulas han sido desarrollados para mejorar el control del flujo del irrigante y minimizar el riesgo de extrusión del hipoclorito de sodio hacia los tejidos periapicales.

1. Cánulas con regulación de presión: son utilizadas en sistemas de irrigación por presión negativa. Ayudan a prevenir la extrusión de irrigante al limitar la fuerza aplicada, minimizando la inflamación o necrosis periapical (Barbosa-Ribeiro *et al.*, 2018; Jamleh *et al.*, 2016).
2. Cánulas tipo Luer Lock: su uso es fundamental para asegurar un acople firme entre la jeringa y la cánula durante la irrigación. Esta conexión evita desconexiones accidentales, reduce la variación de presión y minimiza el riesgo de extrusión apical del irrigante, ya que permite que el líquido refluya en lugar de forzarse hacia los tejidos periapicales (Pasricha *et al.*, 2015) [Figuras 5 y 6].
3. Cánulas con abertura lateral: diseñadas para permitir un flujo más controlado del irrigante dentro del conducto radicular. A diferencia de las cánulas con apertura en la punta, las de abertura lateral reducen el riesgo de que el hipoclorito de sodio sea expulsado con demasiada presión hacia los tejidos periapicales. Este diseño facilita una irrigación más segura y efectiva, permitiendo que el irrigante limpie las zonas más profundas del conducto sin generar sobrepresión que pueda causar extrusión (Boutsioukis *et al.*, 2010).

Figura 5. Cánula Luer Lock con abertura lateral

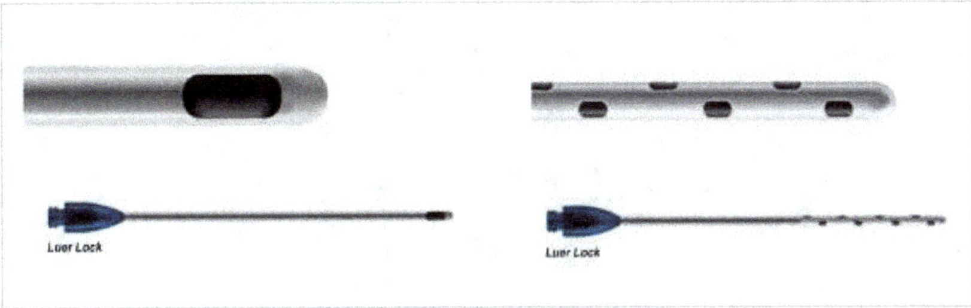

Fuente: (Sugest Medical 2025)

Figura 6. Aguja endodóntica modernizada

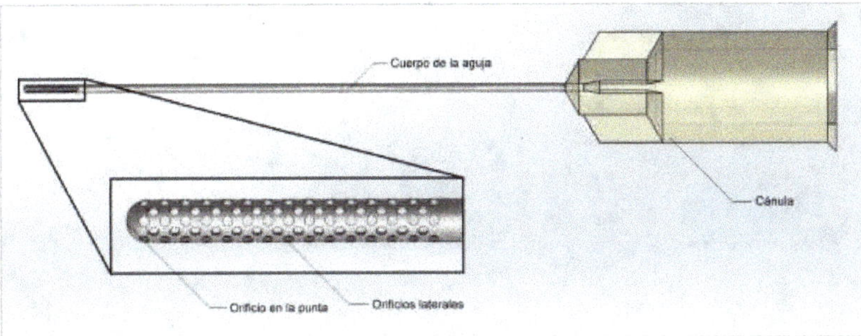

Fuente: (Kazakova *et al.*, 2021, p. 79)

Prevención y precauciones para el uso de hipoclorito de sodio en endodoncia

Aunque el hipoclorito de sodio es uno de los irrigantes más utilizados en endodoncia por su potente acción antimicrobiana y su capacidad para disolver tejido orgánico, también es un hecho que debe ser manejado con precaución, pues una aplicación inadecuada es capaz de generar complicaciones como reacciones adversas, daño en los tejidos periapicales y otros accidentes clínicos.

Para brindar una visión clara, detallada y útil del enfoque preventivo en endodoncia, este apartado presenta las medidas esenciales para garantizar un manejo seguro del NaClO en los procedimientos clínicos.

Prevención y precauciones generales

La Tabla 1 resume los pasos que se deben tener en cuenta para emplear el hipoclorito de sodio en tratamientos de conductos radiculares.

Tabla 1. Preparación y manejo seguro de hipoclorito de sodio en endodoncia

Preparación y manejo seguro de hipoclorito de sodio en endodoncia		
n.°	**Preparación**	**Manejo**
1.	**Concentración adecuada**	Se recomienda el uso de concentraciones entre 0,5 y 5,25 %, dependiendo de la complejidad del caso clínico (Mascarello, 2021, p. 90). Las concentraciones más altas de NaClO mejoran la eficacia antimicrobiana, pero también incrementan el riesgo de reacciones adversas y citotoxicidad en los tejidos periapicales (Mukundan y Jeevanandan, 2024; Macay Cusme, 2022; Marín Botero *et al.*, 2019).
2.	**Almacenamiento correcto**	Para evitar su descomposición y pérdida de efectividad, el hipoclorito de sodio debe almacenarse en envases color ámbar, bien cerrados y en lugares frescos y oscuros. Una adecuada temperatura mantiene intactos los componentes de la sustancia química y protege su efecto terapéutico, no así la exposición prolongada a la luz o al calor, que puede reducir su estabilidad y efectividad.
3.	**Protección personal**	El operador debe usar medidas de bioseguridad adecuadas, incluyendo guantes de nitrilo o látex para evitar el contacto

Preparación y manejo seguro de hipoclorito de sodio en endodoncia		
n.°	**Preparación**	**Manejo**
		con la piel, gafas de protección o careta facial para prevenir salpicaduras en los ojos, y bata clínica de mangas largas para minimizar el riesgo de exposición dérmica en brazos y manos. El contacto accidental con la piel o mucosas puede causar no solo quemaduras químicas e irritación, sino también aumentar el riesgo de que se produzca contaminación e infecciones cruzadas. Los Centros para el Control y la Prevención de Enfermedades —CDC por su sigla en inglés— recomiendan el uso de los equipos de protección personal en todos los procedimientos con riesgo de salpicaduras o aspersiones de fluidos o sustancias irritantes como el hipoclorito de sodio y otros (CDC, 2003).

Precauciones durante la irrigación

Para minimizar el riesgo de complicaciones durante la irrigación con hipoclorito de sodio, es esencial acatar las medidas de seguridad dispuestas en la Tabla 2, para proteger tanto al paciente como al operador.

Tabla 2. Precauciones durante la irrigación de hipoclorito de sodio

Precauciones durante la irrigación de hipoclorito de sodio		
n.°	**Medida**	**Manejo**
1.	**Aislamiento absoluto**	El aislamiento absoluto con dique de goma es fundamental para evitar el contacto del NaClO con los tejidos orales, lo que minimiza el riesgo de quemaduras químicas y reacciones adversas (Macay Cusme, 2022, p. 15). Además, el uso de selladores oclusales alrededor del *clamp* —o grapa endodóntica— puede reducir la posibilidad de fugas accidentales del irrigante (Estrela *et al.*, 2018).
2.	**Uso de agujas adecuadas**	Se recomienda emplear agujas con punta roma y bisel lateral, ya que reducen la presión del irrigante, disminuyendo el riesgo de extrusión hacia los tejidos periapicales. Permiten también un flujo controlado del hipoclorito de sodio, favoreciendo una irrigación segura y efectiva. Las agujas de extremo cerrado con apertura lateral han demostrado ser más seguras en comparación con las de apertura convencional en la punta (Hargreaves *et al.*, 2011, pp. 335, 352, 439, 456).

Prevención de la extrusión de hipoclorito de sodio

Para prevenir la extrusión de hipoclorito de sodio, la cánula debe mantener una longitud al menos de 2 mm por debajo de la longitud de trabajo y evitar encajarse en el canal. Esta práctica controla la presión intraconducto y reduce significativamente el riesgo de extrusión apical (Zou *et al.*, 2024).

El conocimiento anatómico del sistema de conductos radiculares y la correcta aplicación del localizador electrónico de ápice son fundamentales para prevenir perforaciones o extrusiones. Al mantener el instrumento entre 0,5 y 1 mm por detrás del ápice, utilizando un calibre adecuado al diámetro apical, se mejora la precisión y se minimiza el riesgo de extrusión del irrigante (Pisano *et al.*, 2024).

Respuesta ante accidentes por extrusión de hipoclorito de sodio

Cuando se produce una extrusión accidental de hipoclorito de sodio, es indispensable actuar de inmediato para minimizar el daño a los tejidos y reducir las complicaciones. A continuación, la Tabla 3 describe los pasos clave para un manejo adecuado de emergencias por filtración de irrigante.

Tabla 3. Respuesta ante accidentes por extrusión de hipoclorito de sodio

Respuesta ante accidentes por extrusión de hipoclorito de sodio		
n.°	**Medida**	**Manejo**
1.	**Suspender la irrigación inmediatamente**	Ante cualquier señal de extrusión, se debe suspender de inmediato la irrigación para evitar una mayor difusión del NaClO en los tejidos circundantes.
2.	**Hacer compresión y enjuague**	Aplicar compresión local en la zona afectada con una gasa estéril para controlar la inflamación inicial. Realizar un enjuague inmediato con solución salina o anestésica para diluir el irrigante y minimizar su efecto citotóxico.
3.	**Administrar analgesia y antiinflamatorios**	Se recomienda la administración de analgésicos y antiinflamatorios, como ibuprofeno o paracetamol, para aliviar el dolor y controlar la inflamación (González Agudelo *et al.*, 2021).
4.	**Derivar a un especialista**	Si el paciente presenta edema severo, hematoma extenso o dolor intenso, debe ser referido cuanto antes a un especialista en estomatología y cirugía bucal, o medicina interna, para una evaluación más profunda y tratamiento adicional.

Respuesta ante accidentes por extrusión de hipoclorito de sodio		
n.°	**Medida**	**Manejo**
5.	**Lavar las mucosas**	Si el hipoclorito de sodio entra en contacto con mucosas orales o conjuntivales, debe realizarse un lavado inmediato con abundante agua o solución salina durante, al menos, 15 minutos. Si la irritación persiste, se pueden administrar analgésicos o enjuagues bucales, según el caso y, de ser necesario, remitir al paciente a tratamiento médico especializado.
6.	**Educar al paciente**	La educación de la persona atendida es básica para garantizar un tratamiento seguro y mejorar la colaboración durante el procedimiento endodóntico.

A propósito de este último punto, resulta de suma importancia sostener una comunicación clara y efectiva con el paciente, pues este factor incide significativamente en el éxito de los tratamientos de conductos. Es por ello que, en lo seguido, la Tabla 4 detalla los aspectos clave a tratar antes, durante y después de la intervención.

Tabla 4. Aspectos clave antes, durante y después del procedimiento

Aspectos clave antes, durante y después del procedimiento		
	Clave	**Manejo**
Antes	**1. Explicación del tratamiento**	Informar al paciente sobre la función del hipoclorito de sodio en la limpieza y desinfección de los conductos radiculares, resaltando su papel en la eliminación de bacterias y restos de tejido (Terauchi y Renton, 2022).
	2. Riesgos potenciales	Explicar los posibles efectos adversos, como molestias temporales, irritación en los tejidos circundantes o la percepción de un sabor químico desagradable si el irrigante entra en contacto con la cavidad bucal (Mukundan y Jeevanandan, 2024).
	3. Consentimiento informado	Se debe informar al paciente de los posibles riesgos de complicaciones, como extrusión, quemaduras químicas o reacciones alérgicas, asegurándose de que los entienda completamente. Es necesario obtener el consentimiento informado por escrito antes de iniciar el procedimiento.
	4. Educación sobre cooperación	Explicar al paciente la importancia de mantener la boca abierta y permanecer inmóvil durante la irrigación para evitar accidentes. Instruir al paciente para que informe de inmediato si siente dolor intenso, un sabor químico fuerte o cualquier molestia inusual.

Aspectos clave antes, durante y después del procedimiento		
	Clave	**Manejo**
Durante	**1. Comunicación activa**	Mantener informado al paciente sobre cada paso del tratamiento. Preguntar regularmente sobre su comodidad y detectar cualquier signo de malestar.
	2. Recordatorios sobre el aislamiento absoluto	Explicar que el dique de goma se utilizará para evitar el contacto del hipoclorito de sodio con la cavidad bucal. Indicar al paciente que cualquier molestia debe ser comunicada al instante.
Después	**1. Instrucciones postoperatorias**	Informar al paciente que puede experimentar molestias leves tras la irrigación, pero que estas suelen ser temporales. Recomendar enjuagues suaves con solución salina si se presenta irritación o inflamación leve (Pasricha *et al.*, 2015).
	2. Señales de alarma	Explicar síntomas que requieren atención médica inmediata, como inflamación severa o hematomas extensos, dolor intenso persistente y sensación de quemazón prolongada o irritación extrema.

Educación al paciente y cuidado postoperatorio en endodoncia

Como se ha dicho, la educación al paciente es indispensable para minimizar riesgos, mejorar la cooperación y garantizar un tratamiento exitoso. Informar adecuadamente a la persona atendida antes, durante y después del procedimiento no solo ayuda a reducir su ansiedad, sino que también contribuye a su recuperación óptima. La Tabla 5 establece las medidas para garantizar un total aislamiento durante el procedimiento.

Tabla 5. Recordatorios sobre el aislamiento absoluto

Recordatorios sobre el aislamiento absoluto		
n.°	**Medida**	**Manejo**
1.	**Uso del dique de goma**	Se debe explicar al paciente que se utilizará un dique de goma para evitar que el hipoclorito de sodio entre en contacto con la cavidad bucal.
2.	**Importancia de informar molestias**	Se debe enfatizar que cualquier molestia, sensación extraña o sabor químico debe ser reportado inmediatamente.
3.	**Refuerzo de la importancia del seguimiento**	Se debe enfatizar la necesidad de asistir a todas las citas programadas para monitorear la evolución del tratamiento y prevenir posibles complicaciones.

4.	**Comunicación efectiva**	Utilizar un lenguaje claro y sencillo, evitando términos técnicos que puedan confundir al paciente. Apoyarse en ayudas visuales, como diagramas, modelos anatómicos o videos, para explicar cómo actúa el hipoclorito de sodio y cuáles son los cuidados necesarios tras el procedimiento.
5.	**Espacio para preguntas**	Es importante fomentar un ambiente donde el paciente se sienta libre de expresar dudas o preocupaciones antes y después del procedimiento.

Consideraciones para personas con necesidades específicas: pacientes pediátricos

En el caso de los niños, es determinante emplear un enfoque pedagógico y sencillo para explicar el procedimiento. Se debe reforzar el papel de la cooperación, utilizando un abordaje lúdico para reducir el estrés y el miedo.

Para los casos de pacientes ansiosos o temerosos, es imprescindible crear un ambiente relajado y de confianza, explicando cada paso del procedimiento con calma. En casos de ansiedad extrema, se pueden considerar técnicas de manejo del estrés, como la sedación consciente o la respiración guiada.

Cuando se trata de pacientes con alergias conocidas, es necesario realizar una evaluación detallada. En caso de riesgo alérgico, se deben considerar alternativas al hipoclorito de sodio para la irrigación del conducto radicular.

Manifestaciones clínicas de la extrusión de hipoclorito de sodio

Durante la terapia endodóntica pueden ocurrir complicaciones como la extrusión del hipoclorito de sodio. Este accidente, poco común, se caracteriza por complicaciones como edemas, equimosis, necrosis tisular, dolor y parestesia (Salvadori *et al.*, 2022, p. 2). Los síntomas inmediatos suelen incluir dolor intenso en la zona periapical y los tejidos vecinos, el cual puede empeorar con el paso del tiempo. Este dolor es descrito como punzante o quemante y, en general, no responde bien a los analgésicos comunes. Otros síntomas incluyen hemorragia, hematoma e infecciones secundarias (Gómez-Palma y Betancourt-González, 2018, p. 46). La extrusión de hipoclorito de sodio puede ser debilitante y no siempre se alivia con los tratamientos convencionales de dolor.

Manejo de la extrusión de hipoclorito de sodio

El manejo adecuado e inmediato de la extrusión de hipoclorito de sodio es de suma importancia para minimizar los daños a los tejidos involucrados, reducir el dolor y prevenir complicaciones adicionales. Cuando esta es detectada, es perentorio cesar la irrigación y aplicar medidas para aliviar el dolor. La administración de antiinflamatorios y analgésicos puede ser útil para reducir la inflamación y el dolor agudo (Sánchez Yanza 2023, 6).

Debido a que la extrusión de hipoclorito de sodio es una complicación imprevista, una intervención rápida y eficaz es esencial para mejorar el pronóstico del paciente. La pronta identificación del problema y la aplicación de medidas adecuadas pueden minimizar el daño tisular y prevenir complicaciones graves (Salvadori *et al.*, 2022).

En el siguiente capítulo, se aborda lo relacionado con las reacciones adversas y de hipersensibilidad, y los efectos colaterales que pueden estar presentes ante una extrusión de hipoclorito de sodio durante el tratamiento de conductos radiculares. Se incluyen estrategias para reducir el impacto inicial de la extrusión.

Reacciones adversas, reacciones de hipersensibilidad y efectos colaterales

Definición y diferencias

En odontología, particularmente en los procedimientos de endodoncia, el uso de agentes químicos, como el hipoclorito de sodio, puede desencadenar diversas respuestas en el organismo del paciente. Estas respuestas incluyen reacciones adversas, reacciones de hipersensibilidad y efectos colaterales. Aunque estos términos suelen emplearse indistintamente, cada uno tiene un significado específico y refleja distintos tipos de respuesta del cuerpo ante una sustancia. Diferenciarlos es fundamental para garantizar un manejo adecuado de los pacientes y prevenir posibles complicaciones.

Calderón-Ospina y Urbina-Bonilla (2011) respaldan la importancia de la farmacovigilancia, que ha estado en constante desarrollo. De acuerdo con los autores, la valoración estandarizada de la causalidad de los reportes de caso fue introducida de manera rutinaria en los centros nacionales de farmacovigilancia alrededor del mundo a principios de los años ochenta; y el hecho de que, ahora, numerosos expertos a nivel global están dedicados a la evaluación de causalidad puede fortalecer la creencia de que esta puede ser, efectivamente, medida. Sin embargo, en sus aportes, refieren la ausencia de evidencias publicadas que validen cualquiera de los sistemas disponibles para evaluación de la causalidad.

Reacciones adversas

Las reacciones adversas son respuestas no deseadas o perjudiciales que ocurren como consecuencia del uso de una sustancia, tal es un medicamento o un agente químico, sin que formen parte del efecto terapéutico esperado. Según la Organización Mundial de la Salud —OMS—, estas reacciones incluyen cualquier efecto que cause daño al paciente, incluso si no era la intención del tratamiento (OMS 2002, 5).

En el contexto de la endodoncia, el hipoclorito de sodio puede provocar diversas reacciones adversas, como irritación en los tejidos blandos circundantes o lesiones graves si se extruye fuera del conducto radicular. La severidad de estas reacciones puede variar desde molestias menores hasta complicaciones que comprometen la salud del paciente.

Reacciones adversas a medicamentos

En 1980, la OMS definió las reacciones adversas a medicamentos —RAM— como cualquier efecto nocivo no intencionado que se produce a dosis normalmente utilizadas. Luego, con el Real Decreto 1334/2007, se añadieron a la definición de RAM todas las consecuencias clínicas perjudiciales derivadas de la dependencia, el abuso y el uso indebido de medicamentos, incluyendo las causadas por una utilización fuera de las condiciones autorizadas y las causadas por errores de medicación. Estas reacciones pueden clasificarse en función de su causa, gravedad, temporalidad y relación con el medicamento administrado.

Clasificación según la causa y el mecanismo

1. Tipo A, aumentadas o previsibles: estas reacciones están directamente relacionadas con la farmacología del medicamento y su dosis. Son predecibles y más frecuentes, ya que dependen del efecto esperado del fármaco. Un ejemplo típico de este tipo de reacción sería la irritación de los tejidos blandos tras el contacto prolongado con concentraciones relativamente elevadas de hipoclorito de sodio (Rawlins y Thompson, 1991).
2. Tipo B, *bizarre* o imprevisibles: estas reacciones no están relacionadas con la dosis ni con el mecanismo de acción del fármaco. Son menos frecuentes y, en muchos casos, impredecibles. Generalmente, están vinculadas con respuestas inmunológicas o idiosincráticas del paciente (Rawlins y Thompson, 1991). Un ejemplo clásico de este tipo de reacción es la anafilaxia, una respuesta alérgica severa que puede poner en riesgo la vida del paciente. También es posible que se presenten otras reacciones alérgicas graves, como el edema angioneurótico (Marín Botero *et al.*, 2019, p. 34) o el síndrome de Stevens-Johnson en pacientes hipersensibles a ciertos compuestos químicos utilizados en odontología, como el hipoclorito de sodio.

Clasificación según la severidad

Aunque no existe una escala universal acreditada que sirva para clasificar estos eventos según la severidad, podemos catalogarlas de la siguiente manera.

1. Leves: son reacciones adversas que no representan un riesgo inmediato para la salud del paciente y, en la mayoría de los casos, desaparecen tras la suspensión del fármaco o un ajuste en la dosis. No requieren atención médica de urgencia. Algunos ejemplos de este tipo de reacciones son dolores de cabeza, náuseas leves o irritación transitoria en los tejidos blandos tras el uso de hipoclorito de sodio.
2. Moderadas: estas reacciones adversas requieren intervención médica para tratar los síntomas o prevenir complicaciones. Aunque generalmente no ponen en riesgo la vida del paciente, pueden afectar su calidad de vida y bienestar. Ejemplos de reacciones moderadas son erupciones cutáneas, vómitos persistentes o inflamación prolongada en los tejidos periapicales debido a la extrusión de hipoclorito de sodio (Guivarc'h *et al.*, 2017; Cai *et al.*, 2023).
3. Graves: estas reacciones son potencialmente mortales o requieren tratamiento médico inmediato en un hospital. Pueden provocar daños permanentes o comprometer seriamente la vida del paciente. Ejemplos de reacciones adversas graves son reacciones alérgicas severas, como la anafilaxia, que puede causar dificultad respiratoria, edema laríngeo y colapso cardiovascular; efectos tóxicos severos, como insuficiencia renal o hepática, en casos de exposición a dosis elevadas de ciertos medicamentos; y necrosis tisular extensa, cuando el hipoclorito de sodio afecta o compromete los tejidos periapicales y genera inflamación severa, hematomas y daño irreversible en estructuras adyacentes. La rápida identificación y el tratamiento oportuno de estas reacciones evita complicaciones mayores y mejora el pronóstico del paciente.

Clasificación según la temporalidad

1. Inmediatas: estas reacciones ocurren poco después de la administración del medicamento, generalmente en minutos u horas. Suelen estar asociadas con respuestas alérgicas graves, como la anafilaxia, que pueden comprometer la vida del paciente y requieren intervención médica urgente. Síntomas comunes incluyen edema, dificultad respiratoria, urticaria generalizada y *shock* anafiláctico.

2. Tardías: se presentan después de un periodo más prolongado, que puede oscilar entre varios días, meses o, incluso, años. Son más frecuentes en tratamientos de larga duración, donde el cuerpo desarrolla una reacción adversa acumulativa. Ejemplos de estas son efectos secundarios de los medicamentos citotóxicos utilizados en quimioterapia, daños hepáticos o renales causados por fármacos, y reacciones inflamatorias crónicas asociadas al uso sostenido de ciertas sustancias en odontología.

Clasificación según la relación con el medicamento

1. Probada: se dice de un acontecimiento clínico que se manifiesta con una secuencia temporal plausible tras la administración del medicamento, y que no puede ser sustentado bajo ningún otro criterio. A su vez, la respuesta a la suspensión del medicamento debe ser clínicamente plausible.
2. Probable: un acontecimiento que se manifiesta con una secuencia razonable luego de la administración del medicamento, siendo improbable que se atribuya a otro factor. Se observa una respuesta clínica razonable al retirar el agente causal.
3.
4. Posible: cuando se observa una alteración con una secuencia temporal razonable posterior a la administración de la solución, pero que puede explicarse también por otros factores. Al retirar el agente, la respuesta puede faltar o no ser clara.
5. Dudosa o no relacionada: aquellas reacciones que se manifiestan con una secuencia de tiempo improbable en relación a la administración del fármaco y cuya atribución a otros factores puede ser firmemente sustentada y relacionada.
6. Condicional: la secuencia temporal es razonable y la reacción no se explicaría por el estado clínico del paciente, pero el cuadro presentado no es conocido como efecto indeseable del medicamento utilizado (OPS 2011, 20).

Clasificación según el impacto clínico

1. No graves: estas reacciones no comprometen significativamente la capacidad funcional del paciente y no requieren atención médica urgente. Pueden causar molestias leves o moderadas, pero suelen resolverse con el tiempo sin secuelas a largo plazo. Ejemplos son irritación localizada, cefaleas leves o náuseas transitorias.

2. Graves: afectan de manera significativa la salud del paciente y suelen requerir intervención médica inmediata. Estas reacciones pueden dejar secuelas permanentes o comprometer la calidad de vida del paciente. Ejemplos son reacciones anafilácticas, daño tisular severo por extrusión de hipoclorito de sodio o reacciones tóxicas sistémicas.

Reacciones de hipersensibilidad

La hipersensibilidad es el estado patológico que resulta de la interacción específica entre antígenos y anticuerpos o linfocitos sensibilizados. Esto se refiere a una excesiva o inadecuada respuesta inmunitaria frente a antígenos ambientales, generalmente no patógenos, que causan inflamación tisular y malfuncionamiento orgánico (Romero *et al.*, 2007, p. 11). Estas reacciones pueden variar desde síntomas leves, como erupciones cutáneas, hasta eventos potencialmente mortales, como dificultades respiratorias o anafilaxia.

Clasificación de las reacciones de hipersensibilidad y su relación con el hipoclorito de sodio

Las reacciones de hipersensibilidad son respuestas inmunológicas exageradas frente a antígenos que normalmente son inocuos, pueden causar daño tisular y están implicadas en múltiples enfermedades alérgicas, autoinmunes e inflamatorias. El hipoclorito de sodio, ampliamente usado en odontología como irrigante endodóntico, puede inducir reacciones adversas en algunos pacientes, algunas de las cuales se asemejan a mecanismos inmunológicos de hipersensibilidad.

Aunque el hipoclorito de sodio no es un alérgeno típico, puede inducir reacciones inflamatorias severas por su carácter cáustico. En pacientes con antecedentes alérgicos o sensibilización, es importante considerar el tipo de reacción para un adecuado diagnóstico y manejo clínico.

La clasificación tradicional de las reacciones de hipersensibilidad fue desarrollada por Gell y Coombs (1968) y es ampliamente explicada en textos modernos como el de Abbas, Lichtman y Pillai (2022). De acuerdo con los primeros, las reacciones de hipersensibilidad se dividen en cuatro tipos, según los mecanismos inmunopatológicos involucrados, como lo muestra la Tabla 6. A continuación, se describen los tipos de reacciones de hipersensibilidad.

Tipo I: hipersensibilidad inmediata

Este tipo de reacción se produce rápidamente —en minutos— tras la exposición a un alérgeno en individuos previamente sensibilizados. Involucra la producción de anticuerpos IgE, los cuales se fijan a los receptores de mastocitos y basófilos. Cuando el alérgeno se une nuevamente a estas IgE, se desencadena la liberación de mediadores como histamina, prostaglandinas y leucotrienos. Ejemplos clínicos son la anafilaxia, el asma alérgica, la rinitis alérgica y la urticaria.

Tipo II: hipersensibilidad citotóxica o mediada por anticuerpos

En esta reacción, los anticuerpos IgG o IgM se unen a antígenos presentes en la superficie de células o en la matriz extracelular. Esto activa el sistema del complemento o recluta células citotóxicas, lo que lleva a la destrucción de las células diana por citotoxicidad dependiente de anticuerpos. Ejemplos clínicos son la anemia hemolítica autoinmune, la púrpura trombocitopénica inmune, la enfermedad de Graves y la miastenia gravis.

Tipo III: hipersensibilidad por complejos inmunes

Este tipo implica la formación de complejos antígeno-anticuerpo —principalmente IgG— en circulación, que luego se depositan en tejidos y desencadenan una inflamación intensa. La activación del complemento y el reclutamiento de neutrófilos juegan un papel clave en el daño tisular resultante. Ejemplos clínicos son el lupus eritematoso sistémico, la enfermedad del suero y la vasculitis inducida por fármacos.

Tipo IV: hipersensibilidad retardada o mediada por células T

A diferencia de los otros tipos, la hipersensibilidad tipo IV no depende de anticuerpos, sino de linfocitos T sensibilizados. Estos reconocen antígenos expuestos por células presentadoras y liberan citocinas que activan macrófagos o citotoxicidad directa mediada por linfocitos T citotóxicos. Se manifiesta, generalmente, de 24 a 72 horas después del contacto con el antígeno. Ejemplos clínicos son la dermatitis por contacto, la prueba de tuberculina, el rechazo de trasplantes y algunas formas de diabetes tipo 1.

Tabla 6. Clasificación de las reacciones de hipersensibilidad

Tipo	Mecanismo inmunológico	Ejemplo clínico	Relación con NaClO
I	IgE + mastocitos → liberación de histamina	Anafilaxia, asma alérgica	Rara, posible en personas sensibilizadas (reacción inmediata o urticaria)
II	IgG/IgM contra antígenos celulares → citotoxicidad	Anemia hemolítica, púrpura trombocitopénica	No reportada directamente con NaClO
III	Formación de complejos inmunes → inflamación tisular	Lupus, enfermedad del suero	Muy poco probable con NaClO
IV	Linfocitos T → inflamación tardía (hipersensibilidad retardada)	Dermatitis por contacto, prueba de tuberculina	Posible en exposiciones repetidas en piel o mucosas

Como se ve, cada tipo de hipersensibilidad representa un mecanismo inmunológico distinto que debe ser identificado correctamente para su diagnóstico y tratamiento adecuado. La clasificación de Gell y Coombs (1968) sigue siendo una herramienta útil para entender las diferentes formas en que el sistema inmunológico puede causar daño, asimismo, el texto de Abbas y compañía (2022) es una referencia esencial para profundizar en la fisiopatología de estas reacciones.

Efectos colaterales

El término «efecto colateral» se emplea para describir efectos secundarios que, aunque incómodos, no afectan de manera grave la salud del paciente. Son frecuentes en la práctica odontológica y, en la mayoría de los casos, no interfieren con el éxito del tratamiento. Estos se diferencian de las reacciones adversas en que suelen ser menos graves y más predecibles.

Por definición, son respuestas no deseadas que pueden aparecer durante el uso de una sustancia, pero no representan un peligro significativo ni requieren intervención médica urgente. Por ejemplo, un paciente sometido a un tratamiento endodóntico con hipoclorito de sodio podría experimentar sequedad en la boca o un leve sabor amargo, efectos que desaparecen espontáneamente sin necesidad de un tratamiento específico.

Diferencias entre reacciones adversas, reacciones de hipersensibilidad y efectos colaterales

Si bien estos tres términos pueden usarse en el mismo contexto, es importante reconocer que no son sinónimos y que describen diferentes tipos de respuestas del cuerpo ante una sustancia.

1. Reacciones adversas: son respuestas no deseadas que pueden ser leves o graves. No siempre están mediadas por el sistema inmunológico. Pueden incluir desde irritaciones menores hasta problemas más serios, como infecciones o daños estructurales en los tejidos.
2. Reacciones de hipersensibilidad: son un tipo específico de reacción adversa con un componente inmunológico involucrado. Son menos comunes, pero pueden ser más graves. Pueden ir desde una erupción cutánea leve hasta reacciones potencialmente mortales, como la anafilaxia.
3. Efectos colaterales: son efectos secundarios predecibles y generalmente leves. No amenazan la salud del paciente ni requieren tratamiento urgente. Son más frecuentes y menos graves en comparación con las reacciones adversas.

Importancia clínica de los tipos de respuesta del cuerpo en endodoncia

Es esencial que los profesionales de la odontología sean capaces de identificar y diferenciar los tipos de respuestas no deseadas para actuar de manera adecuada en cada caso. El reconocimiento preciso de las reacciones adversas, las reacciones de hipersensibilidad y los efectos colaterales es clave no solo para la seguridad del paciente —específicamente, en la práctica segura de administración de medicamentos o insumos para la atención—, sino también para optimizar el manejo clínico de los tratamientos endodónticos; en especial, cuando se utilizan agentes como el hipoclorito de sodio, que pueden generar distintos efectos en el cuerpo. Una identificación rápida y un manejo adecuado marcan la diferencia en la calidad del tratamiento y en la experiencia del paciente.

El siguiente capítulo ofrece recomendaciones para el manejo clínico y farmacológico inmediato, incluyendo estrategias para reducir el impacto inicial de la extrusión. Asimismo, se discutirán las acciones a seguir durante las primeras 24 horas, periodo crítico en el desarrollo de la lesión, así como las opciones de tratamiento a largo plazo, enfocadas en la recuperación del tejido afectado y la prevención de secuelas.

Manejo clínico y farmacológico de la extrusión accidental de hipoclorito de sodio en endodoncia

Como se ha visto hasta este punto, la extrusión de NaClO durante un tratamiento endodóntico es una complicación grave que requiere atención inmediata para minimizar sus efectos adversos. Este accidente ocurre cuando el irrigante escapa del conducto radicular y se infiltra en los tejidos periapicales, desencadenando una respuesta inflamatoria dolorosa (Salvadori *et al.*, 2022). Aunque la prevención es clave, el manejo adecuado puede mitigar las secuelas y evitar complicaciones adicionales.

Manejo clínico de la extrusión de hipoclorito de sodio

Si bien no existen directrices nacionales definitivas sobre el manejo de la extrusión de NaClO, la literatura científica recomienda que la respuesta debe ser rápida y meticulosa para evitar daños adicionales (Salvadori *et al.*, 2022). El reconocimiento temprano de los síntomas y la intervención oportuna son esenciales para prevenir complicaciones a largo plazo.

Síntomas de la extrusión de hipoclorito de sodio

Cuando ocurre la extrusión del NaClO, la inflamación aguda es inmediata. Los pacientes suelen presentar tres signos característicos: dolor intenso y repentino, que no cede con anestesia; sangrado dentro del diente tratado, que puede ser profuso; e inflamación facial difusa, que se desarrolla en cuestión de minutos (Salvadori *et al.*, 2022; Macay Cusme, 2022). Estos síntomas deben ser identificados rápidamente para iniciar un manejo adecuado, ya que cualquier retraso en el tratamiento puede agravar la condición y tener implicaciones médico-legales.

Casos especiales

Cuando ocurre una extrusión de hipoclorito de sodio hacia el seno maxilar, los síntomas pueden diferir. En lugar de dolor severo, el paciente puede notar el irrigante fluyendo por las fosas nasales. También puede percibir un sabor amargo persistente en la garganta. En estos casos, el dolor tiende a localizarse en el seno maxilar más que en la zona periapical.

Este tipo de complicación requiere una evaluación más detallada, ya que el NaClO puede causar daño en la mucosa sinusal y, algunas veces, puede resultar necesario referir al paciente a un especialista en otorrinolaringología (Salvadori *et al.*, 2022). En ello, el manejo clínico de la extrusión de NaClO debe centrarse en tres objetivos: aliviar el dolor, reducir la inflamación y minimizar los daños adicionales en los tejidos.

A continuación, se detallan las estrategias recomendadas para abordar estas complicaciones.

1. Alivio del dolor: la extrusión de hipoclorito de sodio provoca un dolor severo que debe ser tratado de inmediato con analgésicos y anestesia local (Macay Cusme, 2022; Marín Botero *et al.*, 2019). La aplicación de anestesia infiltrativa en la zona afectada es crucial. Si la anestesia infiltrativa no cumple con su efecto, se pueden emplear técnicas tronculares o tronculares extraorales para bloquear la conducción nerviosa y mejorar el control del dolor (Salvadori *et al.*, 2022).
2. Uso de antiinflamatorios: para controlar la inflamación y el dolor, se recomiendan antiinflamatorios no esteroideos, como ibuprofeno en dosis de 400, 600 y 800 mg cada seis a ocho horas; y naproxeno de 250-500 mg cada ocho a 12 horas (González Agudelo *et al.*, 2021). En casos más graves, se pueden administrar corticosteroides para una supresión más efectiva de la inflamación (Berman y Hargreaves, 2015). La dexametasona o la prednisona pueden ser opciones viables en casos de inflamación severa (Naranjo Gualpa 2023).
3. Terapia con frío o crioterapia: la aplicación de frío es una de las medidas iniciales recomendadas para controlar la inflamación y el dolor después del accidente (Macay Cusme, 2022, p. 22; Gómez-Palma y Betancourt-González, 2018). La crioterapia reduce la circulación sanguínea local, y minimiza la inflamación y la formación de hematomas. Se recomienda aplicar frío en la zona afectada durante los primeros 30 a 60 minutos, utilizando bolsas de hielo o gel frío, pero evitando el contacto directo del hielo con la piel (Berman y Hargreaves, 2015). Aplicar frío durante 15 a 20 minutos con descansos de al menos una hora entre sesiones. Durante las primeras 48 horas, aplicar frío cada dos o tres horas para un mejor control de la inflamación.
4. Uso de calor o termoterapia: el calor no debe aplicarse en las primeras 48 horas, ya que podría aumentar la inflamación. Después de ese lapso, la aplicación de calor puede ser beneficiosa para la circulación sanguínea y acelerar la curación

de los tejidos afectados. Se pueden utilizar compresas tibias o paños calientes, evitando temperaturas excesivas para prevenir quemaduras (Berman y Hargreaves, 2015).

5. Dilución del hipoclorito de sodio: una vez identificada la extrusión, es esencial diluir el NaClO para reducir su acción irritante en los tejidos. Se recomienda irrigar la zona afectada con solución salina al 0,9 %, lo que ayuda a diluir el hipoclorito y minimizar el daño tisular (Macay Cusme 2022, 22). En algunos casos, se emplea peróxido de hidrógeno al 3 % o se diluye hipoclorito de sodio con solución salina para reducir su citotoxicidad, aunque debe hacerse con precaución debido a su efecto irritante (Zou *et al.*, 2024).
6. Prevención de infecciones: para prevenir infecciones secundarias en el área afectada, se recomienda la administración de antibióticos de amplio espectro (Macay Cusme 2022, 20). Las opciones antibióticas recomendadas para los casos de extrusión accidental con NaClO son tipo amoxicilina, de manera profiláctica, para prevenir posibles complicaciones de infecciones de los tejidos circundantes a la zona afectada con el irritante. El tiempo de tratamiento recomendado con la amoxicilina es de siete días (González Agudelo *et al.*, 2021), en dosis de 500 mg cada seis u ocho horas. En pacientes alérgicos a la penicilina, se recomienda la clindamicina de 300 mg cada ocho horas por cinco días. El antibiótico debe seleccionarse según la condición clínica del paciente y la presencia de infección preexistente (Zou *et al.*, 2024).
7. Control de hemorragia: ante la evidencia de sangrado abundante tras cualquier manejo quirúrgico oral, se debe controlar, en primera instancia, a través de medidas locales. Entre estas se encuentran los métodos físicos que generalmente se emplean para controlar las hemorragias en cirugía; destacan las técnicas mecánicas como la utilización de la presión intensa para comprimir con apósitos el área hemorrágica. Cuando vasos importantes se ven afectados, se ejecutará su ligadura. Si resulta un área de mayor amplitud, se suturará o se comprimirán los tejidos (Armijos Briones *et al.*, 2022).
8. Observación y seguimiento: se debe realizar un seguimiento clínico y radiográfico del paciente para evaluar la evolución de la lesión y detectar posibles complicaciones. Si la respuesta al tratamiento inicial no es favorable, se debe considerar la derivación a urgencias o a un hospital en caso de presentarse edema severo que comprometa la vía aérea, dolor incontrolable, signos de infección grave o abscesos profundos (Salvadori *et al.*, 2022).
9. Individualización del tratamiento: cada caso de extrusión debe ser manejado de forma individualizada, considerando la gravedad del accidente, el estado general del paciente y la extensión del daño tisular. Este tipo de tratamiento debe ser

realizado por un profesional con experiencia en estomatología y cirugía bucal. En casos severos, el paciente debe ser evaluado y tratado por un médico internista en medio intrahospitalario para garantizar un manejo adecuado y reducir riesgos.

Consideraciones médico-legales de la extrusión de hipoclorito de sodio en endodoncia: perspectiva nacional e internacional

La extrusión de hipoclorito de sodio durante un tratamiento endodóntico es un evento que puede traer serias consecuencias tanto para el paciente como para el odontólogo. Más allá del impacto clínico inmediato, este accidente puede derivar en complicaciones legales o riesgos en salud que comprometen la práctica profesional. La severidad de las complicaciones por la extrusión del NaClO fuera del conducto radicular dependerá de factores como la concentración de la sustancia, la cantidad de solución de hipoclorito de sodio extruida y la rapidez con la que se implemente un protocolo de manejo adecuado.

Los principales riesgos de este accidente incluyen lesiones químicas en los tejidos blandos, donde la solución de hipoclorito de sodio puede causar necrosis, dolor e inflamación en las áreas periapicales, mucosa y piel. En casos severos, la necrosis puede derivar en complicaciones crónicas si no se trata de manera oportuna. Con todo, es relevante declarar que las complicaciones derivadas de la extrusión de hipoclorito de sodio suelen ser locales, como necrosis tisular, edema o parestesia: no se ha demostrado evidencia científica concluyente que asocie este accidente con complicaciones sistémicas como embolias, infartos o eventos cerebrovasculares (García-Torres 2024).

Por todo lo anterior, la legislación colombiana y las normativas internacionales han desarrollado marcos regulatorios y éticos para guiar a los profesionales en la prevención y manejo de situaciones adversas. En este análisis, se abordan los aspectos médico-legales de la extrusión de NaClO, comparando la regulación vigente en Colombia con el enfoque internacional.

Consideraciones médico-legales en Colombia

En Colombia, la práctica odontológica está regulada por disposiciones legales que establecen principios éticos y de responsabilidad civil para los profesionales de la salud. Verbigracia, de acuerdo con el Código Civil Colombiano, los odontólogos deben actuar con el mayor cuidado posible para evitar daños a sus pacientes. Si un profesional no toma las precauciones necesarias y ocurre un accidente, puede ser considerado civilmente responsable:

> Artículo 2341. Responsabilidad extracontractual. El que ha cometido un delito o culpa, que ha inferido daño a otro, es obligado a la indemnización, sin perjuicio de la pena principal que la ley imponga por la culpa o el delito cometido.

Asimismo, la Ley 23 de 1981, por la cual se dictan normas en materia de ética médica, y la Ley 35 de 1989, sobre la ética del odontólogo colombiano, enfatizan la importancia de la formación continua y el respeto por las normas de seguridad en todos los procedimientos odontológicos.

El artículo 16 de la Ley 23 de 1981 establece que todo paciente tiene derecho a conocer los riesgos relacionados con los procedimientos odontológicos antes de que estos sean realizados. En tal sentido, el odontólogo tiene la obligación de explicar, de manera clara y comprensible, cualquier posible efecto adverso del tratamiento, incluyendo la extrusión de hipoclorito de sodio. Si un odontólogo no sigue estas recomendaciones y ocurre una complicación, puede enfrentar sanciones disciplinarias, desde amonestaciones hasta la suspensión de su licencia profesional.

En cuanto a normas de seguridad e higiene, la Norma Técnica Colombiana recomienda el uso de técnicas seguras y equipos adecuados para prevenir incidentes relacionados con el uso de irrigantes durante los tratamientos endodónticos.

Sobre jurisdicción y demandas por daños, los pacientes en Colombia tienen derecho a presentar demandas por daños ocasionados por negligencia profesional. Si la extrusión de hipoclorito de sodio causa una lesión grave, pueden solicitar compensaciones por daños físicos, materiales y psicológicos. En estos casos, la jurisprudencia colombiana refuerza la obligación de los profesionales de actuar con diligencia y adoptar medidas preventivas (Corpas Pastor 2022).

Consideraciones médico-legales internacionales

A nivel global, diversas organizaciones establecen pautas para la reducción de los riesgos asociados a la extrusión de hipoclorito de sodio. Entidades como la Asociación Americana de Endodoncistas (AAE 2019) y la Sociedad Europea de Endodoncia —ESE por su sigla en inglés— recomiendan las siguientes medidas específicas para la prevención y manejo de estos eventos.

1. Consentimiento informado: este documento establece que el endodoncista ha dado al paciente información clara sobre el diagnóstico, el tratamiento propuesto, los riesgos razonablemente asociados al procedimiento y las alternativas; el formulario de consentimiento firmado describe esta explicación. Este documento constituye una defensa legal determinante en caso de complicaciones, por lo que se sugiere, en particular, detallar el uso de hipoclorito de sodio mediante un consentimiento informado específico que complemente el consentimiento general y se adapte a los riesgos particulares de los tratamientos endodónticos (AAE 2023).
2. Responsabilidad profesional y negligencia: en muchos países, los profesionales de la salud deben actuar con el grado de diligencia exigido a un especialista competente. Si la extrusión se debe a un error técnico evitable, el odontólogo podría enfrentar demandas por mala praxis, algo que refuerza la importancia de emplear técnicas seguras y responder adecuadamente ante imprevistos (Vera Carrasco 2022).
3. Seguros de responsabilidad profesional: en naciones como Estados Unidos —EE. UU.—, los odontólogos suelen contar con seguros que cubren los costos legales y compensaciones derivadas de incidentes como la extrusión de hipoclorito de sodio. Estos ofrecen protección tanto al profesional como al paciente.

Consideraciones médico-legales en Estados Unidos

En Estados Unidos, las implicaciones médicas y legales de la extrusión de hipoclorito de sodio durante los tratamientos endodónticos están determinadas por una combinación de directrices profesionales, normativas estatales y federales, así como por precedentes jurídicos relacionados con la negligencia médica. A continuación, se analizan los aspectos más relevantes en materia de responsabilidad legal y ética para los odontólogos en ese país, con énfasis en la gestión de incidentes por extrusión de NaClO.

Responsabilidad profesional y mala praxis

La responsabilidad del odontólogo en los Estados Unidos se enmarca, principalmente, en la doctrina legal de la mala praxis, que se refiere a la falta de competencia o negligencia de un profesional en la prestación de sus servicios, lo que resulta en daño al paciente. En el caso de la extrusión de hipoclorito de sodio debido a una técnica inadecuada, el odontólogo puede ser considerado responsable por negligencia si no sigue los estándares de atención adecuados.

1. Normas generales de la práctica profesional: el odontólogo tiene la responsabilidad de seguir los procedimientos y estándares reconocidos en su campo para prevenir daños al paciente. La Sociedad Americana de Endodoncistas establece que las prácticas estándar de irrigación deben evitar la sobrepresión de los líquidos dentro del sistema de conductos radiculares, lo cual es esencial para reducir el riesgo de extrusión (AAE 2019, 13). Si el odontólogo no sigue estos protocolos y se produce una extrusión que causa daño al paciente, podría ser acusado de mala praxis.
2. Regla de cuidado razonable: establece que un odontólogo debe actuar con el mismo nivel de habilidad, conocimiento y atención que un profesional especializado competente bajo circunstancias similares. En situaciones de extrusión, si el odontólogo no emplea las técnicas adecuadas para evitar la sobrepresión del líquido, o no toma las medidas correctivas ante signos de complicaciones, se puede argumentar que no cumplió con el estándar de cuidado.

Consentimiento informado y prevención de daños

El consentimiento informado es un principio fundamental, tanto en la práctica odontológica como en la medicina en general. Es crucial en la prevención de complicaciones y para la defensa legal, en caso de que surjan. Según la normativa de la Asociación Dental Americana, el odontólogo debe informar al paciente sobre los posibles riesgos de los procedimientos, incluidos los riesgos asociados con el uso de hipoclorito de sodio como irrigante.

En el marco de los requisitos legales y éticos, el consentimiento informado debe ser claro, detallado y comprensible, y explicar tanto los beneficios como los riesgos de los procedimientos. En este contexto, el odontólogo debe incluir los riesgos de la extrusión, una complicación rara pero posible que puede generar dolor, inflamación y daño en los tejidos circundantes, como la mucosa o la piel (Sfikas 2003). El odontólogo debe asegurarse de que el paciente esté plenamente informado sobre estos riesgos antes de iniciar el tratamiento.

En caso de que ocurra una extrusión, el odontólogo puede protegerse legalmente al demostrar que actuó conforme a los estándares aceptados y que el paciente estuvo informado y aceptó el tratamiento. Si no se obtiene el consentimiento adecuado, o si la explicación de los riesgos fue insuficiente, el odontólogo podría ser considerado responsable en un juicio por negligencia.

Directrices de la Asociación Americana de Endodoncistas y la Asociación Dental Americana

Ambas organizaciones, AAE y ADA, han emitido directrices claras sobre cómo minimizar los riesgos asociados con la extrusión de hipoclorito de sodio durante los tratamientos endodónticos. Estos lineamientos sirven como referencia para garantizar la seguridad del paciente y proteger al odontólogo de posibles reclamaciones.

La Asociación Americana de Endodoncistas proporciona pautas específicas sobre el uso del hipoclorito de sodio, recomendando técnicas de irrigación que minimicen la presión y el volumen del líquido utilizado. Además, sugiere evitar que la aguja de irrigación se acerque demasiado a la apicalidad del conducto radicular para reducir el riesgo de extrusión y complicaciones graves (AAE 2019).

Por su parte, la Asociación Americana de Endodoncistas subraya que los odontólogos deben seleccionar el calibre de aguja apropiado, controlar cuidadosamente la presión del irrigante según la proximidad al ápice y monitorizar al paciente durante el procedimiento para evitar complicaciones en tiempo real (AAE, 2021; Baasch *et al.*, 2021).

Seguros profesionales y defensa legal en Estados Unidos

La mayoría de los odontólogos en EE. UU. cuentan con un seguro de responsabilidad profesional que les protege en caso de reclamaciones por mala praxis. Este tipo de seguros cubre tanto los costos de defensa como las indemnizaciones por daños, si se demuestra que el profesional no cumplió con los estándares de cuidado y que ello resultó en un daño físico o emocional en el paciente.

En situaciones legales, el odontólogo puede necesitar defenderse en función de su historial de consentimiento informado, la formación recibida, el uso de equipos adecuados y el cumplimiento de las normas de seguridad. La documentación detallada de estos aspectos juega un papel crucial en la defensa legal (Kanagasingam y Blum, 2020). El seguro de responsabilidad civil es una herramienta fundamental para proteger a los profesionales, ya que cubre los costos asociados con posibles demandas judiciales por incidentes como la extrusión de hipoclorito de sodio.

Consideraciones médico-legales en la Unión Europea

La legislación y las directrices médicas en la Unión Europea —UE— abordan la prevención, el manejo y las implicaciones médico-legales de los incidentes por extrusión desde distintos enfoques, incluyendo la ética, la normativa sanitaria y la responsabilidad legal del profesional, como se ve a continuación.

Responsabilidad profesional y mala praxis en la Unión Europea

En la UE, la responsabilidad de los odontólogos está regulada por una combinación de normativas nacionales y directrices europeas. Aunque cada país miembro tiene su propia legislación en cuanto a responsabilidad médica y dental, existe un marco común que establece principios generales sobre negligencia profesional y mala praxis.

1. Principios de la responsabilidad profesional: la responsabilidad de los odontólogos en la UE se fundamenta en estándares establecidos por organizaciones como la Sociedad Europea de Endodoncia, la cual ha publicado guías de práctica clínica nivel S3 para el tratamiento de enfermedades pulpares y apicales (Duncan *et al.*, 2023). Si la extrusión de hipoclorito de sodio se debe a una técnica inadecuada, como el uso de irrigación a presión excesiva o manipulación impropia del equipo, el odontólogo puede ser considerado responsable por mala praxis, con potenciales consecuencias legales y daños a la salud del paciente.
2. Cuidado razonable y negligencia profesional: en la mayoría de los países de la Unión Europea, se aplica el principio de cuidado razonable, el cual indica que los profesionales de la salud deben proporcionar un nivel de atención similar al que brindaría cualquier otro profesional competente en circunstancias similares. El incumplimiento de este principio puede dar lugar a demandas judiciales por negligencia, en las cuales la extrusión de hipoclorito de sodio puede ser un factor decisivo. Si se demuestra que el odontólogo no cumplió con las técnicas adecuadas de irrigación, o que actuó de manera negligente, podría ser considerado responsable.

Consentimiento informado y prevención de daños en la Unión Europea

El consentimiento informado es un requisito fundamental en la práctica odontológica en la Unión Europea y está regulado tanto por leyes nacionales como por directrices comunitarias. Según el Reglamento (UE) 2017/745 sobre dispositivos médicos, que regula el uso de equipos odontológicos y médicos, los profesionales de la salud están obligados a informar a los pacientes sobre los posibles riesgos y efectos adversos de los tratamientos, incluyendo la irrigación con hipoclorito de sodio.

En su obligación de informar, el odontólogo debe proporcionar al paciente una explicación clara y comprensible sobre los riesgos del tratamiento endodóntico, especialmente, aquellos asociados con la extrusión de hipoclorito de sodio. Si el profesional omite esta información y ocurre una salida accidental del irrigante, podría ser considerado responsable en un juicio por no haber obtenido un consentimiento informado adecuado.

El *Código de ética para odontólogos en la Unión Europea* (CED 2007) enfatiza la importancia de que los pacientes conozcan los riesgos y beneficios del tratamiento, así como la posibilidad de extrusión de hipoclorito de sodio. Dependiendo de la gravedad del accidente, si se presenta, esta complicación causa daños en los tejidos circundantes, como la mucosa, la piel o incluso tejidos más profundos (EFP 2020).

Directrices y normativas europeas en la práctica de endodoncia

La Sociedad Europea de Endodoncia es la principal organización encargada de establecer directrices y estándares para la práctica de la endodoncia en Europa. En lo que respecta al uso del hipoclorito de sodio y la prevención de su extrusión, la ESE enfatiza la importancia de aplicar procedimientos adecuados de irrigación, controlar la presión y utilizar el equipo apropiado para garantizar la seguridad del paciente.

1. Uso adecuado de las técnicas de irrigación: la extrusión de hipoclorito de sodio ocurre con mayor frecuencia cuando el irrigante se introduce a una presión excesiva o cuando las agujas de irrigación no están correctamente posicionadas dentro del conducto radicular. Para evitar esta complicación, las directrices de la ESE recomiendan el uso de agujas diseñadas específicamente para endodoncia, ya que permiten un mejor control del flujo de irrigación; asimismo, sugieren evitar la irrigación a alta presión, ya que esto disminuye significativamente el riesgo de extrusión (Duncan *et al.*, 2023).

2. Monitoreo constante del paciente: además, la ESE destaca la importancia de supervisar al paciente durante todo el procedimiento endodóntico para identificar de manera temprana cualquier signo de complicación como dolor, inflamación o hemorragia en los tejidos circundantes. Estos síntomas pueden ser señales de que el hipoclorito de sodio se ha extruido fuera del conducto radicular, lo que requiere una intervención inmediata para minimizar el daño tisular y evitar consecuencias más graves (Duncan *et al.*, 2023).

Seguros profesionales y defensa legal ante extrusión de hipoclorito de sodio en la Unión Europea

En la UE, al igual que en muchos otros países, los odontólogos cuentan con seguros de responsabilidad profesional que los protegen ante demandas por mala praxis o negligencia. Estos seguros cubren los costos de defensa legal y las indemnizaciones por daños cuando se demuestra que el odontólogo no cumplió con los estándares de atención adecuados, lo que ocasionó un perjuicio físico o emocional al paciente (Tiol Carrillo 2017).

Si un odontólogo enfrenta una demanda legal por la extrusión de hipoclorito de sodio, podrá defenderse demostrando que siguió correctamente las directrices de la Sociedad Europea de Endodoncia, que utilizó técnicas adecuadas de irrigación y que obtuvo el consentimiento informado del paciente antes del procedimiento. Pero si el profesional no cumple con los protocolos establecidos por las asociaciones odontológicas, o con las normativas nacionales, podría quedar excluido de la cobertura de su seguro de responsabilidad profesional. Esto implicaría graves consecuencias legales y financieras, incluyendo el pago de indemnizaciones y los costos del proceso legal (ESE, 2006; Tiol Carrillo, 2017).

Consideraciones médico-legales en Latinoamérica

La práctica de la endodoncia en América Latina, al igual que en otras regiones, está regida por normativas nacionales e internacionales, así como por principios éticos que garantizan la seguridad del paciente y la responsabilidad profesional del odontólogo. Si bien la extrusión de hipoclorito de sodio es una complicación poco frecuente, puede generar graves consecuencias tanto para la salud del paciente como para la situación legal del odontólogo, por lo cual las consideraciones médicas y legales en Latinoamérica incluyen los siguientes aspectos primordiales.

1. Responsabilidad profesional: se evalúa si el odontólogo actuó con diligencia y conforme a los estándares establecidos en la odontología.
2. Consentimiento informado: es obligatorio informar al paciente sobre los riesgos del procedimiento, incluyendo la posibilidad de extrusión de hipoclorito de sodio.
3. Prevención de daños: se espera que el odontólogo tome todas las precauciones necesarias para evitar complicaciones.
4. Consecuencias legales: en caso de extrusión y daño al paciente, podría haber repercusiones legales, incluyendo demandas por negligencia o mala praxis (Ramlan y Wan Abdul Rahman, 2024).

Marco legal en Latinoamérica

La mala praxis dental en América Latina está regulada por una combinación de normas éticas, leyes nacionales y principios jurídicos que varían según el país. Sin embargo, existen similitudes entre las normativas de países como México, Argentina, Colombia y Chile, que exigen que los profesionales de la salud mantengan un nivel adecuado de cuidado y precisión durante los procedimientos. Por ejemplo, en México, la Ley General de Salud y el Código Civil estipulan que el odontólogo debe actuar con el cuidado que un profesional competente brindaría en circunstancias similares. Si se demuestra que la extrusión fue resultado de negligencia en la técnica o en el uso del equipo, como una irrigación inapropiada, el profesional podría ser demandado por mala práctica.

Estándares profesionales y asociaciones latinoamericanas

La Federación Odontológica Latinoamericana, y otras asociaciones nacionales de odontología, proporcionan directrices sobre la correcta técnica de irrigación en endodoncia para prevenir la extrusión. Estas guías, que incluyen el uso de técnicas de irrigación a baja presión y agujas específicas, buscan reducir el riesgo de complicaciones. El incumplimiento de estas recomendaciones puede aumentar la exposición del odontólogo a demandas por negligencia (AAE, 2019, p. 13; Sánchez Yanza, 2023, p. 6; Hargreaves *et al.*, 2011, pp. 335, 352, 439, 456; Boutsioukis *et al.*, 2010).

Normativa latinoamericana sobre consentimiento informado y prevención de daños

El consentimiento informado es un elemento esencial en la práctica odontológica en América Latina, ya que garantiza que los pacientes sean debidamente informados sobre los riesgos asociados con cualquier tratamiento, incluyendo los procedimientos endodónticos. En la mayoría de los países de la región, el consentimiento informado es obligatorio y está regulado por leyes de salud pública y por las normativas éticas que rigen el ejercicio de la odontología.

En México, por ejemplo, existe el *Código de ética de la Asociación Dental Mexicana* (ADM 2023), que establece que el odontólogo tiene la responsabilidad de proporcionar información clara y suficiente sobre los riesgos inherentes a los tratamientos que realiza, incluyendo la posibilidad de extrusión de hipoclorito de sodio. Este requisito busca proteger los derechos del paciente y evitar que se produzcan complicaciones inesperadas sin su conocimiento.

Implicaciones legales y cobertura de los seguros profesionales en América Latina

En Latinoamérica, los odontólogos también suelen contar con seguros de responsabilidad profesional para protegerse frente a demandas por negligencia. Este tipo de seguro cubre los costos legales y las indemnizaciones en caso de que un paciente sufra daños por incidentes como la extrusión de hipoclorito de sodio. Ahora, para que el seguro asuma los costos de defensa, el odontólogo debe demostrar que se siguieron todos los estándares de cuidado establecidos y que la extrusión no fue el resultado de una técnica inapropiada.

Este último aspecto resalta la importancia de documentar correctamente el procedimiento y las medidas tomadas en caso de complicaciones. Si el odontólogo no puede demostrar que tomó las precauciones necesarias para prevenir la extrusión, o si el consentimiento informado no fue proporcionado de manera correcta, es posible que no esté cubierto por su seguro y, en consecuencia, enfrente responsabilidades legales personales en caso de litigio.

En general, el término anglosajón *malpractice*, o «mala praxis» en español, se ha definido como aquel tratamiento malo, erróneo o negligente que resulta en daño, sufrimiento innecesario o muerte del enfermo, debido a ignorancia, falta de cuidado, impericia, no seguimiento de reglas establecidas o intento criminal doloso. Como resultado, el profesional de la salud se puede ver inmerso en causales que deben responder ante la justicia por los daños que resulten de su actividad profesional.

Entre las causas más frecuentes de demandas contra el personal de la salud en Latinoamérica hay demoras y/o errores en el diagnóstico, consecuencias fatales en la realización de procedimientos diagnósticos o terapéuticos, agravación de la enfermedad primaria por demora en el diagnóstico, tratamiento erróneo o cumplimiento quirúrgico, tratamientos incompletos, lo que incluye resección parcial de tumores y empleo inadecuado de terapéutica establecida; y cuidados o seguimientos inadecuados o erróneos por el médico o personal paramédico, incluyendo auxiliares o personal de enfermería (Lascariz Jiménez 2000).

Sistemas de registro y notificación de efectos adversos e incidentes en odontología: una estrategia para aprender de los errores

La seguridad del paciente en la odontología es un tema de importancia mundial, ya que los eventos adversos y complicaciones durante los procedimientos clínicos representan una preocupación constante en distintos niveles de atención. Si bien la odontología es una disciplina enfocada en la prevención y tratamiento de enfermedades bucales, su práctica no está exenta de riesgos que pueden comprometer la salud del paciente y la calidad del servicio prestado.

Es por ello que los sistemas de registro y notificación de efectos adversos son instrumentos básicos para mejorar los estándares de seguridad y calidad en la atención odontológica, promover la transparencia y la gestión de riesgos, y fomentar una cultura de aprendizaje continuo entre los profesionales de la salud (OMS 2021).

Este apartado tiene como propósito explorar la importancia de los sistemas de notificación en odontología desde una perspectiva internacional. A través de un análisis comparativo, se examina cómo estas prácticas se implementan en distintos países y regiones, destacando la importancia de aprender de los errores en la práctica clínica, del impacto de los sistemas de notificación en la seguridad del paciente y de las estrategias preventivas utilizadas en diferentes sistemas de salud. Se hace énfasis en la aplicación de estos sistemas en Colombia, Latinoamérica, Estados Unidos y la Unión Europea, identificando las mejores prácticas y áreas de oportunidad para el futuro.

Importancia de la notificación de eventos adversos

La notificación de eventos adversos es un pilar central para mejorar la seguridad del paciente y la calidad de la atención médica. Según la Organización Mundial de la Salud (OMS 2021), los sistemas de notificación permiten recopilar y analizar datos para identificar patrones recurrentes en la ocurrencia de eventos adversos, prevenir futuros incidentes mediante la implementación de estrategias de seguridad, reducir la recurrencia de errores en la práctica clínica y fomentar la transparencia y la confianza en los profesionales sanitarios.

Sistemas de notificación en diferentes regiones

Tanto en las Américas como en la Unión Europea existen políticas que promueven la notificación de eventos adversos, ya sea de manera voluntaria u obligatoria. Por ejemplo, en Estados Unidos, la Administración de Alimentos y Medicamentos —FDA por su sigla en inglés— (FDA 2025) gestiona el Programa de Información de Seguridad y Notificación de Acontecimientos Adversos MedWatch, que permite a profesionales de la salud y pacientes reportar efectos adversos relacionados con medicamentos y dispositivos médicos. Este sistema facilita el análisis de datos y la toma de decisiones regulatorias para mejorar la seguridad en la atención sanitaria.

Un esfuerzo internacional por la seguridad del paciente

El desarrollo e implementación de los sistemas de notificación son esenciales, no solo para mejorar la práctica odontológica en Colombia, Latinoamérica, Estados Unidos y la Unión Europea, sino que constituye un esfuerzo global para reducir la ocurrencia de errores y complicaciones en la atención odontológica, optimiza los resultados clínicos mediante la recopilación y análisis de datos, y adapta normativas y regulaciones según el contexto de cada país o región. Si bien las políticas sanitarias varían en cada territorio, el objetivo común es garantizar un entorno seguro para los pacientes y mejorar la calidad del servicio mediante la implementación de protocolos de seguridad odontológica (FDA 2025).

Importancia de los sistemas de registro y notificación en odontología a nivel internacional

La notificación de incidentes y efectos adversos es un instrumento clave para mejorar la seguridad del paciente en la práctica odontológica, ya que su implementación permite identificar de manera temprana los riesgos asociados con los tratamientos, favoreciendo la prevención de complicaciones y optimizando los resultados clínicos. Este sistema es primordial, tanto en países con sistemas de salud avanzados, como en aquellos en vías de desarrollo. De acuerdo con el Ministerio de Salud y Protección Social colombiano (2022), su impacto es significativo en la identificación de errores clínicos, la promoción de buenas prácticas odontológicas y la reducción de riesgos en la atención.

Desafíos en Latinoamérica

En países como Colombia y otras naciones de Latinoamérica, la falta de una infraestructura robusta para la notificación de eventos adversos sigue siendo un desafío. Algunos factores que dificultan la consolidación de estos sistemas incluyen deficiencia en la capacitación del personal de salud en el manejo del registro de incidentes, un limitado acceso a tecnología para reportar eventos en tiempo real y baja cultura de notificación de errores, muchas veces por miedo a sanciones. A pesar de estas barreras, existen esfuerzos crecientes por mejorar la seguridad en la atención odontológica mediante protocolos de monitoreo y registro de eventos adversos (MinSalud 2022).

Modelos de notificación en Estados Unidos y la Unión Europea

En Estados Unidos y en los países miembros de la Unión Europea, los sistemas nacionales de notificación están mucho más consolidados y permiten una gestión de riesgos eficiente. Según la Agencia Europea de Medicamentos —EMA por su sigla en inglés— y el Instituto Nacional para la Seguridad y Salud Ocupacional —NIOSH— en EE. UU., los sistemas de notificación mejoran la calidad de la atención odontológica; al analizar incidentes de forma sistemática, estos permiten desarrollar mejores protocolos clínicos y estrategias preventivas, y garantizan la seguridad del paciente a través del aprendizaje de errores y la implementación de medidas correctivas (EMA, 2020; NIOSH, 2022).

En estos países, las políticas de seguridad del paciente están respaldadas por normativas que exigen la notificación obligatoria de efectos adversos en todos los niveles del sistema de salud, asegurando un monitoreo constante de la calidad de la atención.

Componentes de un sistema internacional de registro y notificación

Un sistema de notificación eficiente debe ser accesible, transparente y fácil de utilizar, sin importar la región geográfica o los recursos disponibles, aunque su implementación varía según las regulaciones y capacidades de cada país. De acuerdo con la Organización Mundial de la Salud (2021), un sistema de notificación eficaz debe incluir los componentes descritos adelante.

Notificación de incidentes y registro de datos detallados

Es determinante que todos los profesionales de la salud, incluidos los odontólogos, tengan la posibilidad de reportar incidentes que consistan en errores médicos, complicaciones postoperatorias y/o reacciones adversas a materiales dentales. En Estados Unidos, por ejemplo, existe el antes mencionado Programa de Información de Seguridad y Notificación de Acontecimientos Adversos, más conocido como MedWatch, el cual permite reportar eventos adversos en odontología de manera rápida y eficiente (FDA 2025).

Cada incidente debe registrarse con información precisa, incluyendo el tipo de procedimiento realizado, los materiales o dispositivos involucrados, el diagnóstico del paciente y la intervención realizada tras el episodio.

En Colombia, la Superintendencia Nacional de Salud ha trabajado en la estandarización de estos procesos a través de la Ley 1751 de 2015, que obliga a los prestadores de salud a llevar registros detallados de los eventos adversos ocurridos en los procedimientos clínicos (MinSalud 2022).

Análisis de causas, retroalimentación y acciones correctivas

Es crucial adelantar una evaluación exhaustiva de los incidentes para identificar las causas subyacentes y corregir deficiencias en los protocolos de atención. En la Unión Europea, las políticas de gestión de calidad en servicios odontológicos promueven el uso de herramientas como los análisis de causa raíz y los análisis modales de fallos y efectos, metodologías que permiten evaluar errores en la atención y diseñar estrategias preventivas para evitar su recurrencia (EMA, 2020).

Para mejorar la seguridad del paciente, las acciones correctivas deben ser implementadas de manera efectiva y comunicadas a los equipos clínicos. En Estados Unidos, la Fundación Nacional para la Seguridad del Paciente impulsa un programa de retroalimentación a nivel doméstico para corregir errores identificados en la práctica clínica, desarrollar guías de seguridad odontológica basadas en evidencia y optimizar la formación del personal de salud para prevenir eventos adversos (NIOSH, 2022).

Seguimiento y evaluación

Hay que llevar a cabo un seguimiento continuo del sistema de notificación para evaluar su efectividad y garantizar que las medidas adoptadas realmente prevengan la recurrencia de incidentes. En España, la Agencia Española de Medicamentos y Productos Sanitarios —AEMPS— realiza un monitoreo detallado de los eventos adversos reportados en el sector odontológico, lo que ha permitido fortalecer las normativas de seguridad en la atención dental, optimizar el uso de materiales y dispositivos médicos, y reducir la incidencia de complicaciones en los tratamientos odontológicos (AEMPS s. f.).

Eventos adversos comunes en odontología y su notificación internacional

La odontología enfrenta una variedad de eventos adversos y complicaciones que van desde reacciones alérgicas leves hasta complicaciones graves en procedimientos quirúrgicos. Identificar y notificar estos eventos contribuye a mejorar los protocolos de atención y prevenir su recurrencia en distintos países. Algunos de los incidentes más comunes son los siguientes.

1. Reacciones alérgicas a anestésicos locales: si bien las reacciones alérgicas graves son poco frecuentes, su aparición puede tener consecuencias significativas en la seguridad del paciente. El seguimiento de estos eventos permite a los odontólogos mejorar sus protocolos de manejo de pacientes alérgicos. En Estados Unidos, el sistema de notificación de la FDA, MedWatch, ha sido valioso para el monitoreo de estas reacciones y la mejora de la seguridad del paciente (FDA 2025).
2. Extrusión de hipoclorito de sodio en endodoncia: en Colombia y otras naciones de Latinoamérica, la notificación de este tipo de incidentes es menos frecuente por la falta de sistemas de reporte consolidados. El registro adecuado de estos errores ayudaría a mejorar la formación profesional y los protocolos de seguridad en endodoncia que se realizan en el país (MinSalud 2022).
3. Infecciones postoperatorias en implantología: las infecciones después de procedimientos de implantes dentales son un riesgo bien documentado en odontología quirúrgica, por lo que la notificación de estos eventos, así como su análisis estadístico, permiten establecer protocolos de esterilización más eficientes y pulir las técnicas quirúrgicas. En países de la Unión Europea, donde las regulaciones de seguridad en implantología son estrictas, la puesta en marcha

de estos sistemas ha ayudado a reducir la incidencia de infecciones postoperatorias (EMA, 2020).

Beneficios de los sistemas de notificación a nivel internacional

Implementar un sistema de registro y notificación eficiente no solo fortalece la práctica clínica, sino que también genera una cultura de seguridad en odontología. Según la Organización Mundial de la Salud (2021), los beneficios de estos sistemas son universales y aplicables tanto en países desarrollados como en naciones en vías de desarrollo. Algunos de sus beneficios más relevantes son los siguientes.

1. Mejora de la seguridad del paciente: la identificación temprana de incidentes permite adoptar medidas correctivas oportunas, lo cual reduce el riesgo de complicaciones graves y evita que los errores se repitan en otros pacientes.
2. Optimización de los tratamientos odontológicos: el análisis de los efectos adversos contribuye a la creación de protocolos más seguros. Estos, basados en evidencia, ayudan a estandarizar la práctica clínica y a disminuir los errores en procedimientos odontológicos.
3. Fomento de la transparencia y la confianza: la existencia de sistemas de notificación confiables genera una mayor confianza en la atención odontológica. Los pacientes se sienten más seguros, al saber que los profesionales están comprometidos con la seguridad y la mejora continua.

Caso clínico 1. Extrusión de hipoclorito de sodio en tratamiento endodóntico: perforación de la cámara pulpar

La siguiente ficha técnica de reporte de extrusión, Tabla 7, pormenoriza los datos más relevantes del primer caso clínico analizado. Ofrece información sintetizada, como la cronología de eventos, el diagnóstico y el tratamiento estipulado por el personal de salud oral.

Ficha técnica: reporte 1 de extrusión de hipoclorito de sodio

Tabla 7. Reporte 1 de extrusión de hipoclorito de sodio

Caso clínico 1: extrusión de hipoclorito de sodio en endodoncia	
Paciente	Mujer, 50 años
Motivo de consulta	Dolor severo y edema facial en hemicara derecha
Tratamiento previo	Retratamiento endodóntico del órgano 17 (subobturado)
Accidente clínico	Extrusión de NaClO al 5,25 % durante irrigación endodóntica
Signos observados	Dolor severo, sangrado abundante, doble perforación (piso cameral y periapical)
Diagnóstico	Extrusión accidental de hipoclorito de sodio con doble perforación
Tratamiento inicial	Amoxicilina, betametasona, nimesulida, terapia con frío, control fotográfico
Procedimiento posterior	Exodoncia del órgano 17, controles semanales por dos meses
Evolución	Proceso de cicatrización sin alteraciones clínicas

Diagnóstico

La paciente, mujer de 50 años, asistió a consulta de estomatología y cirugía oral con signo de edema facial de hemicara derecha [Figura 7] y dolor severo, por lo que fue remitida a endodoncia de manera inmediata. Reportó haber iniciado terapia endodóntica de órgano dentario posterosuperior derecho [Figura 8].

Antes de la consulta de estomatología se hizo registro fotográfico. El endodoncista, quien atendía a la paciente por primera vez, reportó retratamiento endodóntico en el órgano dentario número 17, indicado por el rehabilitador oral. El diente se encontraba subobturado, por lo que procedió a realizar la desobturación y, posteriormente, el retratamiento.

Al realizar la endodoncia e irrigar con solución de hipoclorito de sodio al 5,25 %, la paciente refirió dolor severo, por lo que se le suspendió el tratamiento.

Durante la evaluación exploratoria del piso de la cámara pulpar del órgano dentario, se evidenció perforación acompañada de sangrado abundante, por lo cual se decidió remitir a estomatología y cirugía oral para su manejo inmediato.

Con la información aportada por la paciente y el endodoncista, el estomatólogo y cirujano oral hizo una revisión clínica con explorador endodóntico. Se evidenció sangrado abundante, perforación de cámara pulpar y perforación circunscrita periapical de conducto mesial. Se concluyó el diagnóstico de doble perforación y extrusión accidental con solución de NaClO en órgano dentario 17.

Figura 7. Extrusión de hipoclorito de sodio en tejidos perirradiculares con edema facial en hemicara derecha y pérdida de contorno

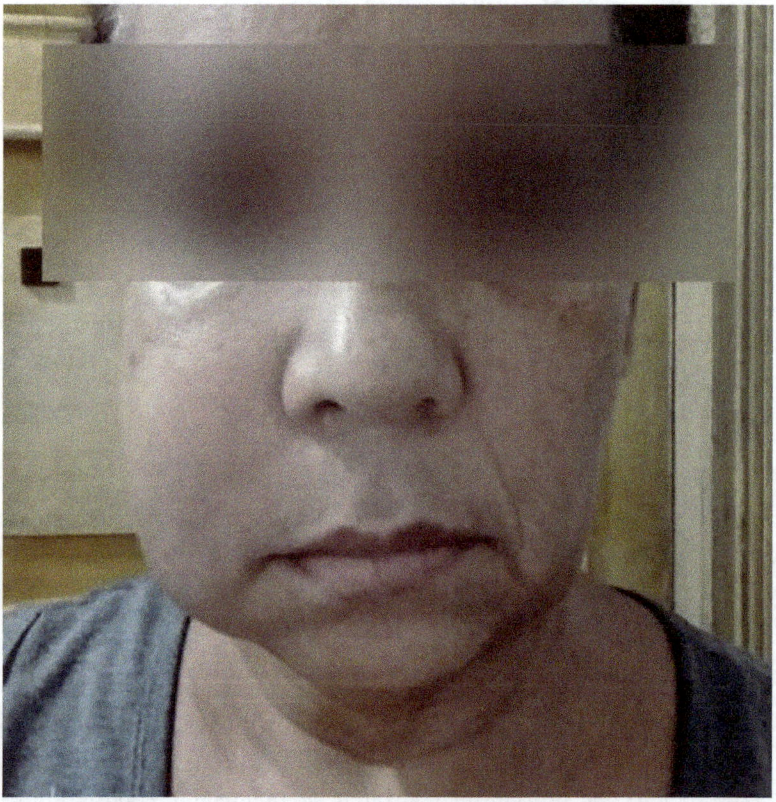

Fuente: (Orozco Ariza *et al.*, 2023, p. 117)

En la Figura 8, se observa tratamiento endodóntico previo con posible solución de continuidad.

Figura 8. Radiografía periapical preoperatoria del órgano dentario 17

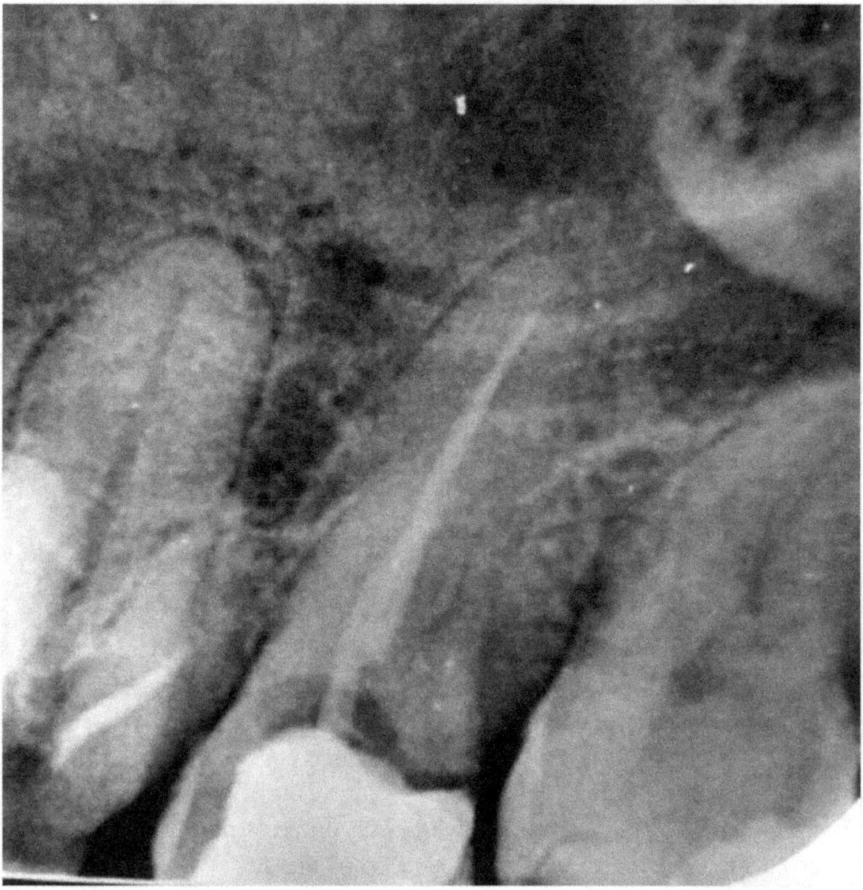

Fuente: (Orozco Ariza *et al.*, 2023, p. 117)

En la Figura 9 se evidencian perforaciones en piso cameral y región periapical del conducto mesial.

Figura 9. Exodoncia y exploración del órgano dentario 17

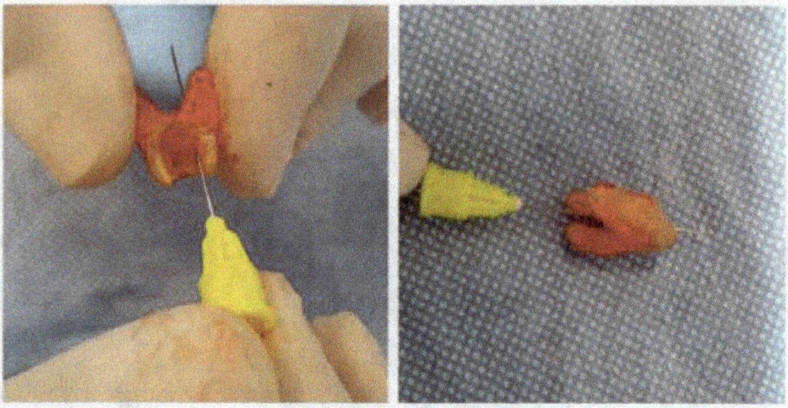

Fuente: (Orozco Ariza *et al.*, 2023, p. 117)

Tratamiento

El tratamiento ordenado por el estomatólogo y cirujano oral ante la extravasación consistió en:

1. Cápsulas de amoxicilina de 500 mg, una cada ocho horas por siete días.
2. Betametasona inyectable —fosfato sódico 5 mg + acetato 2 mg por ml—, en jeringa prellenada para aplicación intramuscular inmediata.
3. Nimesulida en tabletas de 100 mg, cada 12 horas por tres días.
4. Terapia con frío los tres primeros días.
5. Controles fotográficos cada cuatro horas los primeros dos días para evaluar la evolución y determinar la posibilidad de hospitalización.

Esto último no fue necesario. El protocolo fue guiado por la literatura pertinente a los tratamientos de conductos radiculares. Se realizó evaluación de control a los tres días y se decidió hacer la exodoncia del órgano dentario número 16 [Figura 9]. Se ordenó continuar con antibioticoterapia y analgésicos, y se realizaron controles semanales por dos meses después de la intervención quirúrgica. Clínicamente, se observó tejido sin alteración y continuando su proceso de cicatrización.

Caso clínico 2. Extrusión de hipoclorito de sodio en tratamiento endodóntico: presión periapical excesiva

La ficha técnica del segundo reporte, Tabla 8, ofrece un resumen de los datos clave del segundo caso clínico por extrusión, tales como la cronología de los eventos, el diagnóstico y el tratamiento estipulado por el especialista.

Ficha técnica: reporte 2 de extrusión de hipoclorito de sodio

Tabla 8. Reporte 2 de extrusión de hipoclorito de sodio

Caso clínico 2: extrusión de hipoclorito de sodio en endodoncia	
Paciente	Mujer, 45 años
Motivo de consulta	Dolor severo durante irrigación endodóntica; remitida de urgencia a estomatología y cirugía oral
Antecedentes médicos	Sin antecedentes médicos relevantes
Tratamiento previo	Tratamiento endodóntico del órgano dentario 14
Accidente clínico	Extrusión de hipoclorito de sodio al 5,25 % durante irrigación
Signos observados	Dolor severo inmediato
Diagnóstico	Complicación por extrusión de NaClO
Tratamiento inicial	Suspensión inmediata del procedimiento y remisión a cirugía oral
Procedimiento posterior	Evaluación clínica y manejo según protocolo basado en evidencia científica
Evolución	Proceso de cicatrización sin alteraciones clínicas

Diagnóstico

Se trata de una mujer de 45 años que asistió al área de endodoncia de la Clínica Integral del Adulto I, asignatura de octavo semestre adscrita al Programa de Odontología de la Universidad de Cartagena. La paciente, que no reportó antecedentes médicos de relevancia para el caso, asistió de urgencia a consulta de estomatología y cirugía oral por presentarse complicación durante su atención por el estudiante.

Se describió la sintomatología, el diagnóstico y las medidas terapéuticas para el manejo de la complicación, siguiendo un protocolo basado en la evidencia científica.

Antes de la consulta de estomatología se hizo registro fotográfico. El estudiante y docente endodoncista, quienes atendían a la paciente por primera vez, reportaron tratamiento endodóntico del órgano dentario número 14. Al realizar la endodoncia e irrigar con solución de hipoclorito de sodio al 5,25 %, la paciente refirió dolor severo, por lo que se le suspendió el tratamiento y se remitió a estomatología y cirugía oral de manera inmediata.

Con la información aportada por la paciente, el endodoncista y el estudiante, el estomatólogo y cirujano oral hizo una revisión clínica, con lo que se evidenció extrusión accidental con solución de hipoclorito de sodio en periápice de órgano dentario 14.

La Figura 10 muestra cómo evolucionan los signos de la complicación. La imagen A fue tomada pasados 20 minutos tras el accidente y, dos horas después, la imagen B.

Figura 10. A, discontinuidad del contorno facial acompañado con edema facial de hemicara derecha. B, hematoma regional infraorbitario y geniana de hemicara derecha

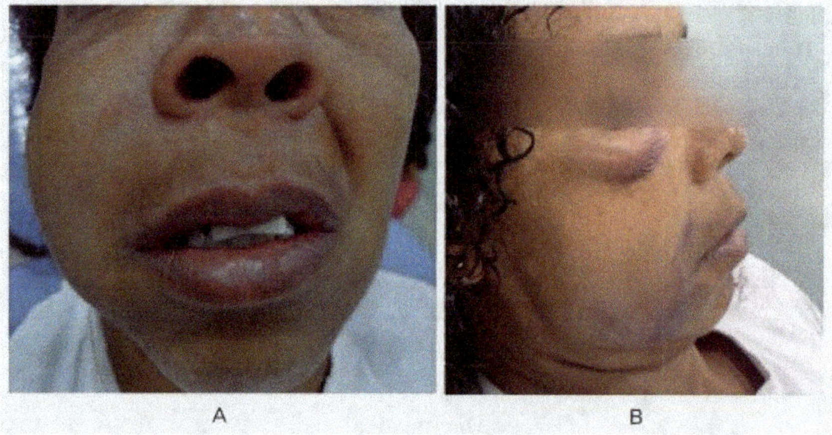

La Figura 11 está compuesta por las imágenes C y D, las cuales fueron tomadas 24 horas después del accidente con hipoclorito de sodio.

Figura 11. C, discontinuidad del contorno facial con edema facial de hemicara derecha. D, hematoma intraoral en mucosa yugal derecha

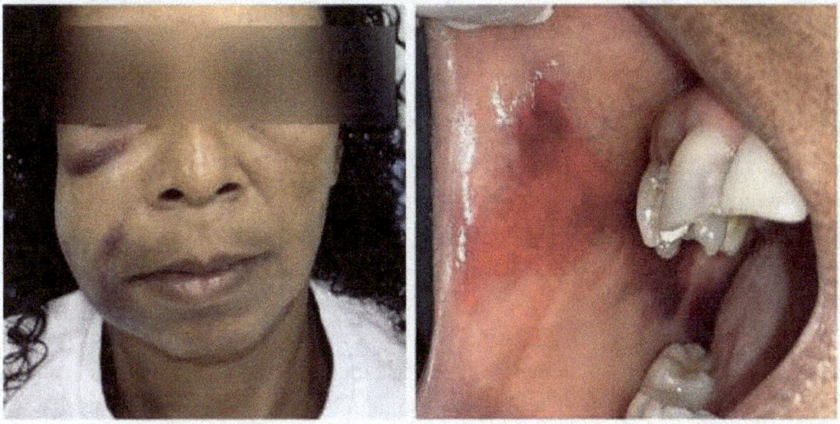

C D

Tratamiento

El siguiente es el manejo del caso clínico tras el accidente con hipoclorito de sodio, así como el tratamiento farmacológico ordenado por el estomatólogo y cirujano oral.

1. Se administró solución anestésica con lidocaína al 2 % y epinefrina 1:80.000. Se emplearon técnicas tronculares para bloquear el nervio infraorbitario, alveolar anterosuperior, nasopalatino y alveolar posterosuperior del lado derecho, logrando un control efectivo del dolor.
2. Se lavó el conducto radicular afectado con solución salina al 0,9 % para diluir la extrusión del hipoclorito (Waknis *et al.*, 2011).
3. Se usaron compresas frías en intervalos de 15 segundos, con descansos de 15 segundos por 20 minutos durante la primera hora para controlar el cuadro inflamatorio inicial. Este procedimiento se repitió una hora de por medio durante las primeras 24 horas posteriores a la extrusión accidental de hipoclorito de sodio.
4. Se recetaron:
   - Cápsulas de amoxicilina de 500 mg, cada ocho horas por siete días.
   - Betaduo —betametasona dipropionato 10 mg + betametasona fosfato disódico 4 mg— en ampolla de 2 ml, de aplicación intramuscular inmediata.

- Tabletas de Winadeine F —acetaminofén 325 mg + fosfato de codeína 30 mg—, cada seis horas por siete días (González Agudelo *et al.*, 2021).
- Controles fotográficos cada cuatro horas los primeros dos días, con la intención de evaluar la evolución y determinar la posibilidad de hospitalización.

Esto último no fue necesario. El protocolo fue guiado por la literatura pertinente a los tratamientos de conductos radiculares. Al cuarto día, se continuó el uso de las compresas con agua tibia, tres veces al día durante 20 minutos por sesión. Se hizo evaluación de control a los tres, cinco, ocho, 10, 15, 20 y 30 días posteriores al evento, y se ordenó al especialista seguir con el procedimiento endodóntico del órgano dentario 14.

La imagen E, en la Figura 12, fue tomada a los cinco días del accidente con hipoclorito de sodio. La imagen F, a la derecha, fue tomada 20 días después de la extrusión del irrigante.

Figura 12. E, equimosis infraorbitaria y geniana de hemicara derecha. F, resolución de los signos y síntomas por extrusión de NaClO

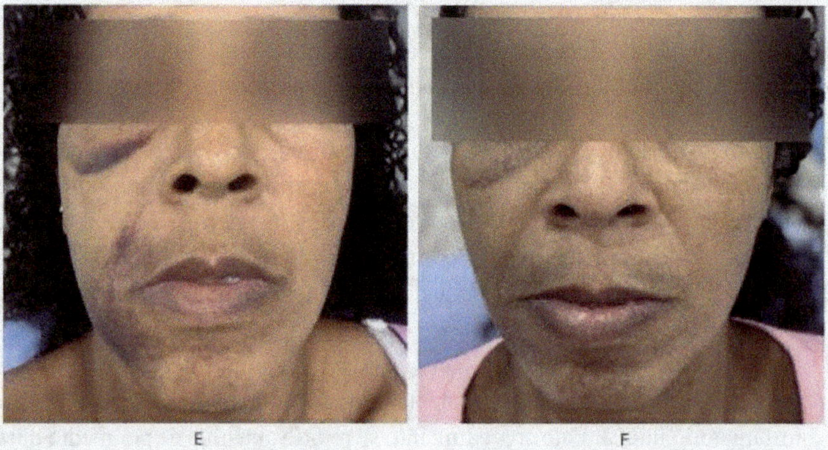

Caso clínico 3. Inyección accidental con hipoclorito de sodio en odontología general: uso indebido de cárpule

La ficha técnica del tercer y último caso clínico analizado, Tabla 9, resume los datos más relevantes, incluyendo la cronología de los eventos, el diagnóstico y el tratamiento estipulado por el estomatólogo y cirujano oral.

Ficha técnica: reporte 3 de inyección de hipoclorito de sodio

Tabla 9. Reporte 3 de inyección de hipoclorito de sodio

Caso clínico 3: inyección de hipoclorito de sodio en odontología general	
Paciente	Mujer, 35 años
Motivo de consulta	Dolor en resto radicular del órgano dentario 12
Antecedentes médicos	Sin antecedentes médicos relevantes
Tratamiento previo	Intento de exodoncia del órgano dentario 12 en consulta de odontología general
Accidente clínico	Inyección de hipoclorito de sodio en lugar de anestesia, debido a almacenamiento inadecuado en cárpule
Signos observados	Dolor severo inmediato, edema en hemicara derecha e infraorbitaria, hematoma en mucosa labial superior
Diagnóstico	Inyección accidental de hipoclorito de sodio durante procedimiento odontológico
Tratamiento inicial	Bloqueo troncular de los nervios infraorbitario, alveolar anterosuperior y nasopalatino Lavado inmediato del alveolo con solución salina al 0,9 % Compresas frías
Procedimiento posterior	Compresas tibias desde el día cuatro Terapia farmacológica con amoxicilina (Betaduo IM y Winadeine F.) Controles fotográficos cada cuatro horas los dos primeros días
Evolución	Controles clínicos hasta los 30 días Sin complicaciones en tejidos blandos ni duros

Diagnóstico

Se reportó un caso de inyección accidental con hipoclorito de sodio, en lugar de solución anestésica, durante un tratamiento de exodoncia de resto radicular de órgano dentario 12.

La paciente, mujer de 35 años sin antecedentes médicos de relevancia para el caso, asistió a consulta de odontología general describiendo la presencia de dolor a nivel del resto radicular correspondiente al órgano dentario 12.

Durante el procedimiento, se infiltró hipoclorito de sodio en lugar de la solución anestésica, lo que provocó una reacción inmediata con dolor severo y una extensa zona de edema [Figura 13]. Esto fue ocasionado por lo que hoy se considera un error en el almacenamiento de la solución de hipoclorito de sodio en una cárpule destinada a la administración de anestesia.

Los hechos ocurrieron en una entidad de salud ubicada en zona rural alejada, razón por la cual se optó por realizar manejo bajo supervisión del especialista en estomatología y cirugía oral mediante telemedicina. Aunque se instauró de manera inmediata el manejo de la complicación, la paciente presentó edema en hemicara derecha e infraorbitaria y hematoma en la mucosa labial superior [Figura 14].

Se describió la sintomatología, el diagnóstico y las medidas terapéuticas aplicadas para abordar el evento adverso, siguiendo un protocolo basado en la evidencia científica y la experiencia del autor en el manejo de anteriores casos de extrusión accidental de hipoclorito de sodio durante tratamientos endodónticos.

Tratamiento

El manejo de este caso clínico consistió en:

1. Administración de anestesia local para bloqueo troncular de los nervios infraorbitario, alveolar anterosuperior y nasopalatino lado derecho. Esto, además de aliviar el dolor, permitió que el odontólogo general realizara la exodoncia de manera satisfactoria bajo la dirección del estomatólogo y cirujano oral.
2. Irrigación inmediata del alveolo dentario usando solución salina al 0,9 %, en busca de diluir la solución extruida y disminuir la acción tisular del hipoclorito de sodio sobre los tejidos y así minimizar los daños (Slaughter *et al.*, 2019) [Figura 15].

3. Uso de compresas frías en intervalos de 15 segundos, con descansos de 15 segundos cada 20 minutos durante la primera hora, repitiendo el procedimiento una hora de por medio dentro de las primeras 24 horas posteriores a la extrusión accidental. Al día siguiente, se continuó con compresas con agua tibia tres veces al día durante 20 minutos por sesión para aumentar la circulación (Hülsmann *et al.*, 2007; Farook *et al.*, 2014; Ramlan y Wan Abdul Rahman, 2024, p. 108).
4. Se recetaron:
    - Cápsulas de amoxicilina de 500 mg, cada ocho horas por siete días.
    - Betaduo —betametasona dipropionato 10 mg + betametasona fosfato disódico 4 mg— en ampolla de 2 ml, de aplicación intramuscular inmediata.
    - Tabletas de Winadeine F —acetaminofén 325 mg + fosfato de codeína 30 mg—, cada seis horas por siete días (González Agudelo *et al.*, 2021).
    - Controles fotográficos cada cuatro horas los primeros dos días, con la intención de evaluar la evolución y determinar la posibilidad de hospitalización, lo cual no fue necesario.
    - Se realizó evaluación clínica a los tres, cinco, ocho, 10, 15, 20 y 30 días posteriores al accidente, donde finalmente no se observó complicación de tejidos blandos ni duros [Figura 15].

La Figura 13 contiene el registro fotográfico tomado 20 minutos después del accidente con hipoclorito de sodio, mostrando el efecto adverso.

Figura 13. Discontinuidad del contorno facial acompañado con edema de hemicara derecha

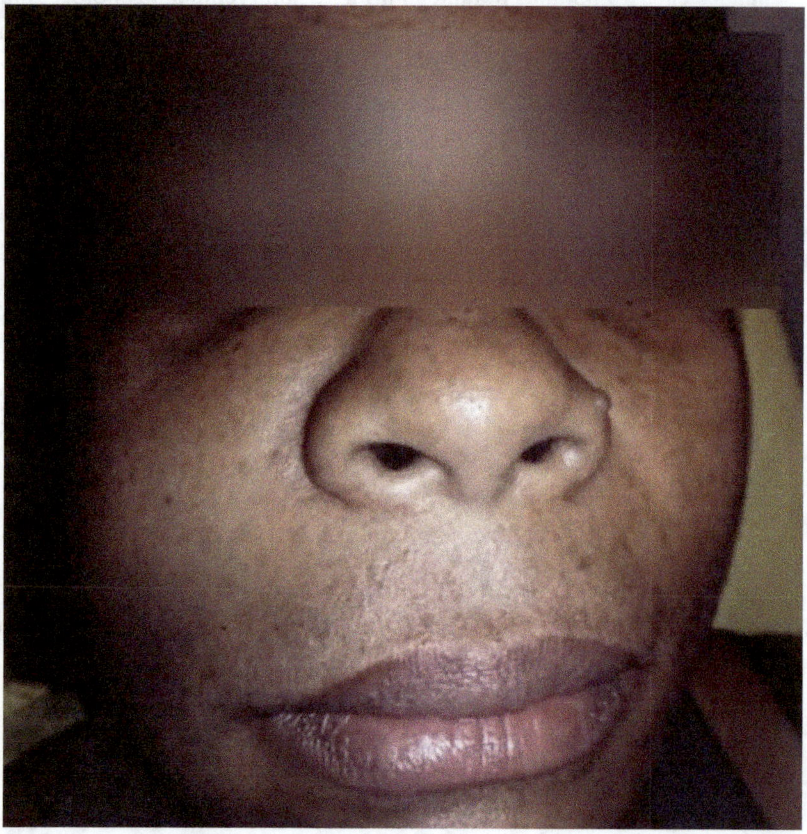

La Figura 14 contiene las imágenes A y B, tomadas dos horas después del accidente con hipoclorito de sodio. Más adelante, la Figura 15 muestra las imágenes C y D, tomadas tres y 20 días, respectivamente, después de la extrusión del irrigante.

Figura 14. A, hematoma en mucosa labial superior. B, hematoma de mucosa labial superior y exodoncia de resto radicular de órgano dentario 12

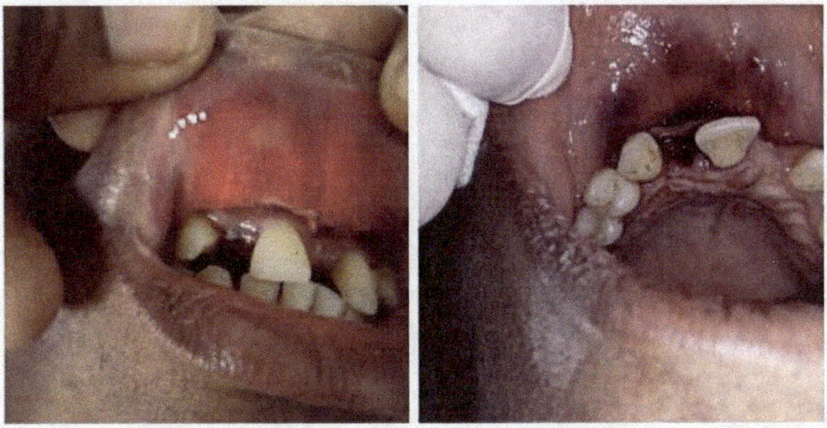

A B

Figura 15. C, equimosis infraorbitaria y edema de hemicara derecha. D, equimosis infraorbitaria, geniana y retrocomisural de hemicara derecha

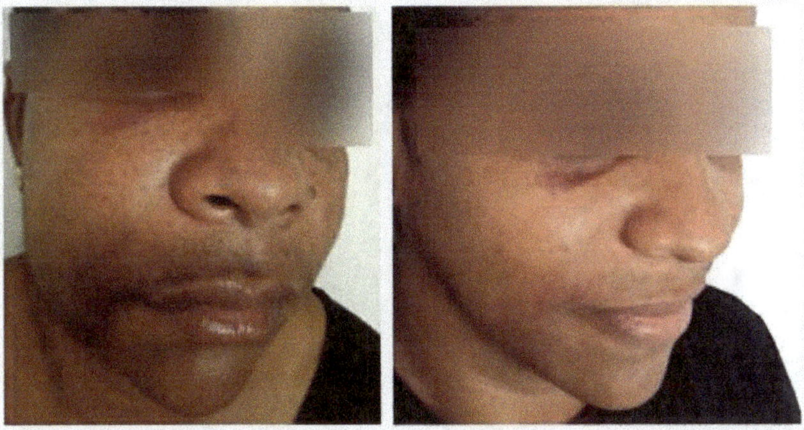

C D

Conclusiones

La presente obra explora, desde la práctica clínica, los riesgos inherentes al uso del hipoclorito de sodio en endodoncia, mediante tres casos reales que exponen la complejidad del acto operatorio cuando se convierte en escenario de extrusión. Cada caso se constituye no solo en un relato clínico, sino en una fuente de reflexión para comprender que detrás de cada complicación existe una oportunidad para mejorar la práctica profesional, fortalecer la prevención, humanizar la atención y consolidar la ética odontológica.

Los tres escenarios descritos presentan signos inmediatos y evidentes, tales como dolor súbito e intenso, edema localizado o diseminado, sangrado, equimosis, hematoma y, en uno de los casos, quemazón y alteración tisular grave. El diagnóstico fue fundamentalmente clínico, apoyado en imágenes fotográficas cuando se consideró necesario. El abordaje terapéutico consistió en la suspensión inmediata del procedimiento, irrigación con solución salina, terapia farmacológica con analgésicos, antibióticos y corticoides; y un estricto seguimiento clínico con documentación fotográfica. Estas medidas permitieron controlar el evento, evitar complicaciones mayores y generar una respuesta ética y profesional ante una situación crítica.

Los tres casos evidencian una enseñanza compartida: la prevención depende no solo del conocimiento técnico, sino también del comportamiento profesional, la preparación continua y la atención plena al detalle. Para ello, es indispensable una formación rigurosa en anatomía dental, el uso de magnificación, la planificación cuidadosa de los accesos cavitarios, el empleo de jeringas de presión controlada con agujas de salida lateral y la verificación estricta del contenido de los insumos antes de su administración. La disciplina operativa y el respeto a los protocolos salvan tejidos, protegen al paciente y evitan errores irreversibles.

En cuanto al almacenamiento de los materiales, todos los casos dejan una lección clara e ilustrativa: la organización del entorno clínico es un pilar del control de riesgos. Los irrigantes deben estar claramente rotulados, separados por función y almacenados en condiciones óptimas que garanticen su integridad. La doble verificación antes de usar cualquier sustancia, en especial aquellas almacenadas en cárpules o envases reutilizables, es una norma ineludible. Asimismo, el personal auxiliar y clínico debe recibir capacitación constante en bioseguridad, trazabilidad y prevención de eventos adversos.

Un elemento transversal en los tres casos fue el consentimiento informado. Este no solo cumplió una función legal, sino que constituyó una herramienta pedagógica y ética que permitió explicar los riesgos inherentes al procedimiento endodóntico, facilitando la comprensión del evento y promoviendo una relación asistencial más transparente, empática y responsable. Del mismo modo, el registro detallado en la historia clínica y la documentación visual fueron indispensables tanto para el seguimiento clínico como para efectos de responsabilidad profesional.

La prevención, en definitiva, emerge como el eje vertebrador de esta obra. No se trata de eliminar el riesgo, lo cual es imposible en toda práctica clínica, sino de minimizarlo mediante el conocimiento técnico, el diagnóstico temprano, la intervención inmediata, el cumplimiento estricto de protocolos, el uso racional de los materiales y el fortalecimiento del vínculo profesional con el paciente desde la confianza y la información compartida.

Finalmente, este libro busca dejar en el lector una inquietud formativa en torno a no ignorar el error ni disimularlo, al contrario, aprender de él. Los casos aquí presentados no son excepciones, son la realidad posible de cualquier operador. Por eso es urgente promover una cultura de reporte de incidentes en odontología, no desde la sanción, sino desde la mejora continua, la solidaridad profesional y el compromiso con la seguridad del paciente. Porque solo desde la reflexión del error es posible construir una odontología más segura, más humana y más consciente.

Referencias

AAE. "Guide to Clinical Endodontics." *Asociación Americana de Endodoncistas.* 2019. https://www.aae.org/specialty/clinical-resources/guide-clinical-endodontics/.

AAE. *Informed Consent Guidelines.* Asociación Americana de Endodoncistas, 2023.

—. "Update on Irrigation Disinfection." *Asociación Americana de Endodoncistas.* abril 5, 2021. https://www.aae.org/specialty/update-on-irrigation-disinfection/.

Abbas, Abul K., Andrew H. Lichtman, and Shiv Pillai. "Trastornos por hipersensibilidad." Chap. 19 in *Inmunología celular y molecular*, by Abul K. Abbas, Andrew H. Lichtman and Shiv Pillai, 437-458. Elsevier, 2022.

ADM. "Código de ética de la Asociación Dental Mexicana." *Asociación Dental Mexicana.* 2023. https://adm.org.mx/mi-panel/img/items/20240516_134917_1.pdf.

AEMPS. *Notificación de incidentes por parte de los pacientes.* s. f. https://www.aemps.gob.es/productossanitarios/vigilancia_productossanitarios/notificacion-de-incidentes-por-parte-de-los-pacientes/ (accessed junio 16, 2025).

Aguilera, D., A. Hidrobo, and J. Venegas. "Toxicidad del hipoclorito de sodio y compuestos de amonio cuaternario en seres humanos. Una revisión sistemática en época de COVID-19." *Revista de Toxicología* 40, no. 1 (2023): 53-66.

Arcos-Núñez, Nicole Andrea, Emma Maricela Arroyo-Lalama, y Noemí Estefanía Morales-Morales. «Accidente por irrigación de hipoclorito de sodio, una revisión de la literatura.» *Revista de Ciencias Médicas de Pinar del Río* 27, nº 2 (2023): e6204.

Armijos Briones, Fernando, Emma Arroyo Lalama, Silvia Cáceres Correa, and Liset Camaño Carballo. "Biopelícula cariogénica de Streptococcus mutans y efecto hemostático de ácido tánico en la hemorragia post-exodoncia." *Boletín de Malariología y Salud Ambiental* 62, no. 3 (2022): 489-497.

Baasch, Alessandra, Karen Brisson-Suárez, Juan Miguel Koury, Víctor Talarico Leal Vieira, and Flavio Ferreira Alves. "Influence of Endodontic Needle Designs on Root Canal Irrigation." *International Journal of Odontostomatology* 15, no. 3 (2021): 756-764.

Barbosa-Ribeiro, Marlos, Rodrigo Arruda-Vasconcelos, Fabio L. Fabretti, Emmanuel J. N. L Silva, Gustavo De-Deus, and Brenda P. F. A. Gomes. "Evaluation of Apically Extruded Debris Using Positive and Negative Pressure Irrigation Systems in Association with Different Irrigants." *Brazilian Dental Journal* 29, no. 2 (2018): 184-188.

Barrette, W. C. Jr., J. M. Albrich, and J. K. Hurst. "Hypochlorous acid-promoted loss of metabolic energy in Escherichia coli." *Infection and Immunity* 55, no. 10 (1987): 2518-2525.

Berman, Louis H., and Kenneth M. Hargreaves. *Cohen's Pathways of the Pulp.* Mosby, 2015.

Boutsioukis, Christos, Bram Verhaagen, Michel Versluis, Eleftherios Kastrinakis, Paul R. Wesselink, and Lucas W. M. van der Sluis. "Evaluation of Irrigant Flow in the Root Canal Using Different Needle Types by an Unsteady Computational Fluid Dynamics Model." *Journal of Endodontics* 36, no. 5 (2010): 875-879.

Cai, Chen, Xuan Chen, Yang Li, and Qianzhou Jiang. "Advances in the Role of Sodium Hypochlorite Irrigant in Chemical Preparation of Root Canal Treatment." *BioMed Research International* 2023, no. 1 (2023): 8858283.

Calderón-Ospina, Carlos Alberto, and Adriana del Pilar Urbina-Bonilla. "La farmacovigilancia en los últimos 10 años: actualización de conceptos y clasificaciones. Logros y retos para el futuro en Colombia." *Médicas UIS* 24, no. 1 (2011): 53-66.

CDC. *Guidelines for Infection Control in Dental Health-Care Settings — 2003.* Informe Semanal de Morbilidad y Mortalidad de los Centros para el Control y la Prevención de Enfermedades, vol. 52 (RR-17), 2003.

CED. "Código de ética para odontólogos en la Unión Europea." *Consejo Europeo de Dentistas.* 2007. https://bioetika.lrv.lt/media/viesa/saugykla/2024/5/EXTkhI1DnJg.pdf.

Chen, Chun-Ju, Chun-Cheng Chen, and Shinn-Jyh Ding. "Effectiveness of Hypochlorous Acid to Reduce the Biofilms on Titanium Alloy Surfaces in Vitro." *International Journal of Molecular Sciences* 17, no. 1161 (2016): 1-12.

Colombo Vitali, Filipe, Pablo Silveira Santos, Lucas da Fonseca Roberti Garcia, and Cleonice da Silveira Teixeira. "Postoperative pain after endodontic treatment using 8.25% vs 2.5% sodium hypochlorite in necrotic mandibular molars with apical periodontitis." *The Journal of the American Dental Association* 155, no. 8 (2024): 657-666.

Corpas Pastor, Luis. *La responsabilidad civil en el ejercicio de la odontología.* Aranzadi, 2022.

da Cruz Nizer, Waleska Stephanie, Vasily Inkovskiy, and Joerg Overhage. "Surviving Reactive Chlorine Stress: Responses of Gram-Negative Bacteria to Hypochlorous Acid." *Microorganisms* 11, no. 8 (2020): 1220.

Díaz, Antonio, José de Jesús Orozco Ariza, y María Fonseca. «Multiple hyperodontia: report of a case with 17 supernumerary teeth with non syndromic association.» *Medicina Oral, Patología Oral y Cirugía Bucal* 14, nº 5 (2009): E229-E231.

Duncan, Henry F., et al. "Treatment of pulpal and apical disease: The European Society of Endodontology (ESE) S3-level clinical practice guideline." *International Endodontic Journal* 56, no. S3 (2023): 238-295.

EFP. "Código de conducta de la Federación Europea de Periodoncia." *Federación Europea de Periodoncia.* 2020. https://www.efp.org/about-the-efp/who-we-are-what-we-do/code-of-conduct/ (accessed junio 16, 2025).

EMA. *Reporting suspected side effects of medicines in patients with COVID-19.* abril 24, 2020. https://www.ema.europa.eu/en/news/reporting-suspected-side-effects-medicines-patients-covid-19.

Emami, Raheleh, Sedigheh Khedmat, Salma Pirmoazen, and Kiamars Honardar. "Comparison of Apical Sealing Ability of Two Phases of Gutta–Percha: A Bacterial Leakage Model." *Journal of Dentistry (Tehran, Iran)* 12, no. 11 (2015): 841-845.

ESE. "Quality guidelines for endodontic treatment: consensus report of the European Society of Endodontology." *International Endodontic Journal* 39, no. 12 (2006): 921-930.

Estrela, Carlos, Cyntia R. A. Estrela, Eduardo Luis Barbin, Júlio César E. Spanó, Melissa A. Marchesan, and Jesus D. Pécora. "Mechanism of action of sodium hypochlorite." *Brazilian Dental Journal* 13, no. 2 (2002): 113-117.

Farook, Shahme A., et al. "Guidelines for management of sodium hypochlorite extrusion injuries." *British Dental Journal*, no. 217 (2014): 679-684.

FDA. *MedWatch: The FDA Safety Information and Adverse Event Reporting Program.* julio 2, 2025. https://www.fda.gov/safety/medwatch-fda-safety-information-and-adverse-event-reporting-program.

Fikirli, Büşra Serçe, Bülent Altunkaynak, and Güven Kayaoğlu. "Effect of root canal geometry and needle type on apical extrusion of irrigant: an ex vivo study." *Acta Odontologica Turcica* 39, no. 3 (2022): 58-63.

Fu, Xiaoyun, Sean Y. Kassim, William C. Parks, and Jay W. Heinecke. "Hypochlorous Acid Generated by Myeloperoxidase Modifies Adjacent Tryptophan and Glycine Residues in the Catalytic Domain of Matrix Metalloproteinase-7 (Matrilysin). An oxidative mechanism for restraining proteolytic activity during inflammation." *Journal of Biological Chemistry* 278, no. 31 (2003): 28403-28409.

Fukuzaki, Satoshi. "Mechanisms of actions of sodium hypochlorite in cleaning and disinfection processes." *Biocontrol Science* 11, no. 4 (2006): 147-157.

García-Torres, Edgar. "Hipoclorito de sodio en la terapia endodóntica: ¿héroe inmutable o amenaza inminente? ." *Odovtos International Journal of Dental Sciences* 27, no. 1 (2024): 12-15.

Gell, P. G. H., and R. R. A. Coombs. *Clinical aspects of immunology.* Blackwell Science Ltd., 1968.

Gómez Botia, Karen, Edison Quesada Maldonado, Luis Fang Mercado, and Eduardo Covo Morales. "Accidente con hipoclorito de sodio durante la terapia endodóntica." *Revista Cubana de Estomatología* 55, no. 2 (2018): 29-35.

Gómez-Palma, Alejandro, and Ligia Betancourt-González. "Infiltración accidental de hipoclorito de sodio en tejidos periapicales al realizar tratamientos de conductos." *Revista Salud Quintana Roo* 11, no. 40 (2018): 45-49.

González Agudelo, Marco Antonio, William Darío Lopera Lotero, and Álvaro Ignacio Arango Villa. *Manual de terapéutica.* Fondo Editorial CIB, 2021.

Guivarc'h, Maud, Ugo Ordioni, Hany Mohamed Aly Ahmed, Stephen Cohen, Jean-Hugues Catherine, and Frédéric Bukiet. "Sodium Hypochlorite Accident: A Systematic Review." *Journal of Endodontics* 43, no. 1 (2017): 16-24.

Haapasalo, M., Y. Shen, Z. Wang, y Y. Gao. «Irrigation in endodontics.» *British Dental Journal* 216, nº 6 (2014): 299-303.

Hargreaves, Kenneth M., Stephen Cohen, and Louis H. Berman. *Cohen. Vías de la pulpa Ed. 10.* Elsevier, 2011.

Hülsmann, Michael, Tina Rödig, and Sabine Nordmeyer. "Complications during root canal irrigation." *Endodontic Topics* 16, no. 1 (2007): 27-63.

Jamleh, Ahmed, Yasue Fukumoto, Yoshioka Takatomo, Chihiro Kobayashi, Hideaki Suda, and Carlos G. Adorno. "A comparison between two negative pressure irrigation techniques in simulated immature tooth: an ex vivo study." *Clinical Oral Investigations* 20 (2016): 125-131.

Kanagasingam, Shalini, and Igor R. Blum. "Sodium Hypochlorite Extrusion Accidents: Management and Medico-Legal Considerations." *Primary Dental Journal* 9, no. 4 (2020): 59-63.

Kazakova, Larisa N., Oksana S. Tereshchuk, Roman Nebogatikov, and Alexander V. Kuligin. "Computer modeling as the main stage of endodontic root needle refinement." *The Bulletin of Contemporary Clinical Medicine* 14, no. 1 (2021): 76-82.

Kiamco, Mia Mae, et al. "Hypochlorous-Acid-Generating Electrochemical Scaffold for Treatment of Wound Biofilms." *Scientific Reports* 9, no. 1 (2019): 2683.

Kleier, Donald J., Robert E. Averbach, and Omid Mehdipour. "The Sodium Hypochlorite Accident: Experience of Diplomates of the American Board of Endodontics." *Journal of Endodontics* 34, no. 11 (2008): 1346-1350.

Lafaurie, Gloria, Justo Calderón, Carlos Zaror, Lina Millán, and Diana Castillo. "Ácido hipocloroso: una nueva lternativa como agente antimicrobiano y para la proliferación celular para uso en odontología." *International Journal of Odontostomatology* 9, no. 3 (2015): 475-481.

Lascariz Jiménez, Gerardo. "Mala praxis. Responsabilidad del profesional en medicina." *Medicina Legal de Costa Rica* 17, no. 1 (2000): 9-11.

Macay Cusme, Bryan. *Accidentes durante la irrigación con hipoclorito de sodio en el tratamiento endodóntico.* Universidad San Gregorio de Portoviejo, 2022.

Marín Botero, M. L., B. Gómez Gómez, A. D. Cano Orozco, S. Cruz López, D. A. Castañeda Peláez, y E. Y. Castillo Castillo. «Hipoclorito de sodio como irrigante de conductos. Caso clínico, y revisión de literatura.» *Avances en Odontoestomatología* 35, nº 1 (2019): 33-43.

Mascarello, Ana Paula. "Accidentes y complicaciones en endodoncia." *Revista de Odontología Multidisciplinaria* 11, no. 3 (2021): 86-95.

MinSalud. *Informe de gestión 2021.* Ministerio de Salud y Protección Social de Colombia, 2022.

Mukundan, Divya, and Ganesh Jeevanandan. "Cytotoxic effect of two different concentrations of sodium hypochlorite: An in-vitro study." *Cureus* 16, no. 8 (2024): e66999.

Muñoz-Castellanos, Laila Nayzzel, et al. "Chlorine and its importance in the inactivation of bacteria, can it inactivate viruses?" *Revista Mexicana de Fitopatología* 39, no. Special Issue: COVID-19 and Plant Health (2022): 198-206.

Naranjo Gualpa, Alexander Alfonso. *Protocolo de manejo clínico frente accidentes por hipoclorito de sodio durante la terapia endodóntica. Revisión de la literatura.* UniAndes, 2023.

NIOSH. *NIOSH Skin Notation Profile: Chlorodiphenyl (54% chlorine).* U. S. Department of Health and Human Services, Centers for Disease Control and Prevention, 2022.

OMS. *Global patient safety action plan 2021-2030: Towards eliminating avoidable harm in health care. Third Draft.* Organización Mundial de la Salud, 2021.

—. "Safety of Medicines. A guide to detecting and reporting adverse drug reactions. Why health professionals need to take action." *Organización Mundial de la Salud.* 2002.

https://iris.who.int/bitstream/handle/10665/67378/WHO_EDM_QSM_2002.2.pdf (accessed junio 16, 2025).

OpenAI. *ChatGPT (enero 2025) [modelo de lenguaje grande].* 2025. https://chat.openai.com/.

OPS. "Buenas prácticas de farmacovigilancia para las Américas." *Organización Panamericana de la Salud.* 2011. https://iris.paho.org/handle/10665.2/51553.

Orozco Ariza, José de Jesús, A. Besson, M. Pulido Rozo, J. A. Ruiz Roca, E. Linares Tovar, y M.ª R. Sáez Yuguero. «Neurofibromatosis tipo 1 (NF1) revisión y presentación de un caso clínico con manifestaciones bucofaciales.» *Avances en Odontoestomatología* 21, nº 5 (2005): 231-239.

Orozco Ariza, José de Jesús, Antonio Díaz Caballero, y María Angélica Fonseca Ricaurte. «Quiste globulomaxilar de localización inusual: reporte de un caso.» *Avances en Odontoestomatología* 25, nº 6 (2009): 327-330.

Orozco Ariza, José de Jesús, Candy Álvarez Rodríguez, and Antonio José Díaz Caballero. "Infiltración accidental de hipoclorito de sodio en endodoncia: diagnóstico y tratamiento." *Ustasalud* 22, no. 2 (2023): 115-119.

Orozco Ariza, José de Jesús, Daniel Gustavo Del Río Rocha, y Antonio José Díaz Caballero. «Residual cyst with semisolid content, a clinical case.» *Salud Uninorte* 34, nº 3 (2018): 824-829.

Orozco Ariza, José de Jesús, Jacobo Ramos Manotas, y Edwin Puello del Río. «Sensibilidad pulpar de dientes involucrados en quistes maxilares después de la enucleación.» *Revista Colombiana de Investigación en Odontología* 1, nº 1 (2010).

Orozco Ariza, José de Jesús, María Angélica Fonseca Ricaurte, y Antonio José Díaz Caballero. «Lipoma en lengua: aportación de un caso.» *Revista Española de Cirugía Oral y Maxilofacial* 31, nº 5 (2009): 329-332.

Orozco Ariza, José de Jesús, y Mabel Escorcia Muñoz. *Formación en los preescolares de los colegios públicos y hogares infantiles comunitarios del ICBF. Estudio de casos.* Universidad de Cartagena, 2014.

Owoseni, Mojisola C., Ademola O. Olaniran, and Anthony I. Okoh. "Chlorine Tolerance and Inactivation of Escherichia coli recovered from Wastewater Treatment Plants in the Eastern Cape, South Africa." *Applied Sciences* 7, no. 8 (2017): 810.

Pasricha, Shinam Kapila, Sameer Makkar, and Pranav Gupta. "Pressure Alteration Techniques in Endodontics - A Review of Literature." *Journal of Clinical and Diagnostic Research* 9, no. 3 (2015): ZE01-ZE06.

Pisano, Massimo, Giuseppe Sangiovanni, Eugenio Frucci, Michela Scorziello, Giuseppina De Benedetto, and Alfredo Iandolo. "Evaluation of the Accuracy of Electronic Apex Locators in Modern Endodontics: An Umbrella Review." *Medicina* 60, no. 1709 (2024): 1-16.

Psimma, Zoi, Christos Boutsioukis, Eleftherios Kastrinakis, and Leonidas Vasiliadis. "Effect of needle insertion depth and root canal curvature on irrigant extrusion ex vivo." *Journal of Endodontics* 39, no. 4 (2013): 521-524.

Pupo Marrugo, Stella, Antonio José Díaz Caballero, Patricia Castellanos Berrío, and Víctor Simancas Escorcia. "Eliminación de Enterococcus faecalis por medio del uso de hipoclorito de sodio, clorhexidina y MTAD en conductos radiculares." *Avances en Odontoestomatología* 30, no. 5 (2014): 263-270.

Radovic-Moreno, Aleksandar, Timothy Lu, Vlad Puscasu, Christopher Yoon, Robert Langer, and Omid Farokhzad. "Surface charge-switching polymeric nanoparticles for bacterial cell wall-targeted delivery of antibiotics." *ACS Nano* 22, no. 6 (2012): 4279-4287.

Ramlan, Nurul ain, and Wan Nur Farhana Wan Abdul Rahman. "Sodium Hypochlorite Irrigation Extrusion in Root Canal Treatment An Updated Overview." *Borneo Journal of Medical Sciences* 18, no. 2 (2024): 103-111.

Rawlins, M. D., and J. W. Thompson. "Mechanisms of adverse drug reactions." In *Textbook of Adverse Drug Reactions*, by D. M. Davies, 18-45. Oxford University Press, 1991.

Ricucci, Domenico, and Kjell Langeland. "Apical limit of root canal instrumentation and obturation, part 2. A histological study." *International Endodontic Journal* 31, no. 6 (1998): 394-409.

Romero Valdez, Jorge Gustavo, Quirino Pereira, Rodolfo Atilio Zini, and Gladys Canteros. "Reacciones de hipersensibilidad." *Revista de Posgrado de la VIa Cátedra de Medicina*, no. 167 (2007): 11-16.

Salvadori, Matteo, et al. "Sodium Hypochlorite Accident during Canal Treatment: Report of Four Cases Documented According to New Standards." *Applied Sciences* 12, no. 17 (2022): 8525.

Sam, Chong-Hou, and Hsein-Kun Lu. "The role of hypochlorous acid as one of the reactive oxygen species in periodontal disease." *Journal of Dental Sciences* 4, no. 2 (2009): 45-54.

Sánchez Yanza, Estalin Ándres. *Manejo del accidente de hipoclorito de sodio como posible complicación durante el tratamiento de endodoncia, revisión de la literatura.* UniAndes, 2023.

Schrementi, Megan E., Ahalia M. Ferreira, Chad Zender, and Luisa A. DiPietro. "Site-specific production of TGF-β in oral mucosal and cutaneous wounds." *Wound Repair and Regeneration* 16, no. 1 (2007): 80-86.

Sfikas, Peter. "A duty to disclose. Issues to consider in securing informed consent." *Jada* 134, no. 10 (2003): 1329-1333.

Shen, Ya, et al. "Three-dimensional numeric simulation of root canal irrigant flow with different irrigation needles." *Journal of Endodontics* 36, no. 5 (2010): 884-889.

Siqueira, José Freitas Jr, and Isabela N. Rôças. "Molecular Analysis of Endodontic Infections." In *Endodontic Microbiology*, by Ashraf F. Fouad, 81-128. John Wiley & Sons, 2017.

Siqueira, José Freitas Jr, Isabela N. Rôças, Amauri Favieri, and Kenio C. Lima. "Chemomechanical Reduction of the Bacterial Population in the Root Canal after Instrumentation and Irrigation with 1%, 2.5%, and 5.25% Sodium Hypochlorite." *Journal of Endodontics* 26, no. 6 (2000): 331-334.

Slaughter, Robin J., Martin Watts, J. Allister Vale, Jacob R. Grieve, y Leo J. Schep. «The clinical toxicology of sodium hypochlorite.» *Clinical Toxicology* 57, nº 5 (2019): 303-311.

Soares, Ilson José, y Fernando Goldberg. *Endodoncia. Técnica y fundamentos.* Editorial Médica Panamericana, 2012.

Spickett, Corinne M., et al. "The reactions of hypochlorous acid, the reactive oxygen species produced by myeloperoxidase, with lipids." *Acta Biochimica Polonica* 47, no. 4 (2000): 889-899.

Sugest Medical. "Canula Micro-Khouri para Lipoextracción grasa con conexión Luer Lock." *Sugest Medical.* 2025. https://surgest.com/tienda-surgest/cirugia/canulascirugia/canulasparaliposuccionyextracciondegrasa/canula-micro-khouri-para-lipoextraccion-grasa-con-conexion-luer-lock/.

Terauchi, Yoshitsugu, and Tara F. Renton. "Tratamiento de los accidentes endodónticos iatrógenos." In *Cohen. Vías de la Pulpa Ed. 12*, by Louis H. Berman and Kenneth M. Hargreaves, 756-807. Elsevier, 2022.

Tiol Carrillo, Agustín. "Los seguros de responsabilidad civil en Odontología." *Revista Mexicana de Ortodoncia* 5, no. 1 (2017): 6-10.

Uzunoglu-Özyürek, Emel, Hakan Karaaslan, Sevinç Aktemur Türker, and Bahar Özçelik. "Influence of size and insertion depth of irrigation needle on debris extrusion and sealer penetration." *Restorative Dentistry & Endodontics* 43, no. 1:e2 (2018): 1-10.

Vargas Mejía, Carmen, and Ricardo Boza Cordero. "Condición inmunológica de los pacientes portadores de VIH/Sida en el momento de su diagnóstico en el Hospital San Juan de Dios." *Acta Médica Costarricense* 54, no. 3 (2012): 159-164.

Vera Carrasco, Oscar. "La responsabilidad y la mala praxis del profesional médico." *Revista Médica La Paz* 28, no. 2 (2022): 60-65.

Waknis, Pushkar Prakash, Aditya Sunil Deshpande, and Samrat Sabhlok. "Accidental injection of sodium hypochlorite instead of local anesthetic in a patient scheduled for endodontic procedure." *Journal of Oral Biology and Craniofacial Research* 1, no. 1 (2011): 50-52.

Williams, Margaret, and Ellen Braun-Howland. "Growth of Escherichia coli in Model Distribution System Biofilms Exposed to Hypochlorous Acid or Monochloramine." *Applied and Environmental Microbiology* 69, no. 9 (2003): 5463-5471.

Wu, M. K., and P. R. Wesselink. "Efficacy of three techniques in cleaning the apical portion of curved root canals." *Oral Surgery, Oral Medicine, Oral Pathology, Oral Radiology, and Endodontology* 79, no. 4 (1995): 492-496.

Zehnder, Matthias. "Root canal irrigants." *Journal of Endodontics* 32, no. 5 (2006): 389-398.

Zou, Xiaoying, et al. "Expert consensus on irrigation and intracanal medication in root canal therapy." *International Journal of Oral Science* 16, no. art. 23 (2024).

www.ingramcontent.com/pod-product-compliance
Lightning Source LLC
LaVergne TN
LVHW050303210926
848481LV00014BA/1036